職業感染防止対策 Q&A

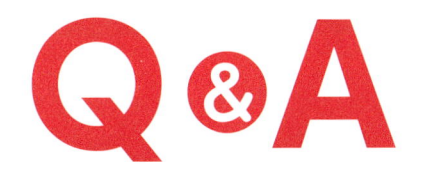

編集 国公立大学附属病院感染対策協議会
職業感染対策作業部会

じほう

国公立大学附属病院感染対策協議会
「職業感染防止対策 Q&A」の発刊にあたって

　国公立大学附属病院感染対策協議会（旧国立大学附属病院感染対策協議会，以下協議会）では，2005年より本格的な職業感染対策作業部会（以下作業部会）を発足させ，「職員を感染から守り，患者を守るための教育，システム造りに関する諸問題の検討を行う」ことを基本方針として活動を行ってまいりました。職業感染防止対策とひと言で表現されますが，そのカバーする範囲は幅広く，針刺し・切創，皮膚・粘膜曝露対策，血流媒介ウイルス疾患（HBV，HCV，HIV）や流行性ウイルス疾患（麻疹，風疹，水痘，流行性耳下腺炎，インフルエンザ）の予防対策，結核対策，廃棄物対策など多岐にわたります。作業部会発足当初は，各施設にアンケートをとりますと対策内容に施設間でばらつきが大きく，何よりも感染対策担当者自身が多くの疑問点を抱えていることが明らかとなりました。図らずも，国立大学附属病院という限られた病院群ではありますが，患者さんに直接関わる感染対策に比べ，職員に対する感染対策が遅れている実態が浮き彫りにされたわけです。そこで，作業部会では各施設から寄せられた疑問・質問（Q）に対して，その時代でベストと思われる回答（A）を作成し，2010年9月にはQ&A集として冊子化したものを各施設に配布し，職業感染防止対策の向上に役立ててまいりました。

　しかし，職業感染防止対策を取り巻く状況も時々刻々と変化しており，Qが古くなったり，同じQでもAが全く異なる内容となることも予想されます。そこで作業部会では，2012年よりQの見直しに着手し，感染症診断・治療の進歩や最新の各種ガイドライン等を反映すべく改訂作業を進め，ようやく2015年にQ&A改訂版の完成に漕ぎ着けました。これをきっかけに，この改訂版を協議会参加施設だけでなく，同じ悩みを抱いているであろう多くの医療機関の感染対策担当者にも参考にしていただきたいという願いから，新たに「職業感染防止対策 Q&A」というタイトルで出版の運びとなりました。なるべく普遍性を持たせるように回答には配慮しているつもりですが，必ずしも正解があるとは限らないため，読者の判断材料として協議会で集計したアンケート調査の結果を示すなど工夫を加えています。本書が，当協議会から出版している姉妹書「病院感染対策ガイドライン改訂第2版」とともに，感染制御の現場で活躍されている皆様の身近な参考書代わりとして，少しでもお役に立てれば幸いです。

国公立大学附属病院感染対策協議会・職業感染対策作業部会委員長
川口　辰哉（熊本大学）
国公立大学附属病院感染対策協議会副会長・職業感染対策作業部会前委員長
萱場　広之（弘前大学）

職業感染防止対策 Q&A

国公立大学附属病院感染対策協議会 職業感染対策作業部会　編

職業感染対策作業部会 （○は平成27年度委員。各委員の所属は部会在籍時のもの）
委員長　　萱場　広之　　秋田大学・弘前大学（～平成26年3月）
　　　　　　川口　辰哉　　熊本大学（平成26年4月～）

医師部会
○石黒　信久	北海道大学	○田内　久道	愛媛大学
○萱場　広之	弘前大学	安岡　　彰	長崎大学
○本田　孝行	信州大学	本田　章子	長崎大学
満田　年宏	横浜市立大学	○泉川　公一	長崎大学
橋本　　大	浜松医科大学	塚本　美鈴	長崎大学
○中村　　敦	名古屋市立大学	○川口　辰哉	熊本大学

看護師部会
川合由美子	山形大学	○北川　洋子	富山大学
○大宮　敦子	山形大学	有瀬　和美	高知大学
丸山貴美子	信州大学	田中ひとみ	香川大学
○矢崎　正浩	山梨大学	○赤峰みすず	大分大学
李　　宗子	神戸大学		

歯科医療部会
森本　佳成（歯科医）	大阪大学	安部喜八郎（歯科医）	九州大学
古郷　幹彦（歯科医）	大阪大学	森田　浩光（歯科医）	九州大学
堀江　照代（看護師）	徳島大学	○井上　良介（歯科医）	九州大学
○中岡美由紀（歯科衛生士）	広島大学	吉田　明弘（歯科医）	九州歯科大学

薬剤師部会
○久道　周彦	東北大学	西村　信弘	島根大学
○高山　和郎	東京大学	○高根　　浩	鳥取大学
関根　祐子	東京大学	○佐藤　雄己	大分大学
○三村　泰彦	富山大学		

臨床検査技師部会
○秋沢　宏次	北海道大学	○中村　竜也	神戸大学
後藤美江子	東京大学	杉原　重喜	高知大学
小林　久幸	東京大学	水野　秀一	山口大学
岡崎　充宏	東京大学	○敷地　恭子	山口大学
○佐藤　智明	東京大学	永沢　善三	佐賀大学
木下　承晧	神戸大学	仲宗根　勇	琉球大学
吉田　弘之	神戸大学	○上地　幸平	琉球大学

作業部会委員以外の協力者
宮川　寿一	熊本大学
中田　浩智	熊本大学

協議会以外の協力者
森澤　雄司	自治医科大学
飯沼　由嗣	金沢医科大学

国公立大学附属病院感染対策協議会
会　長　　一山　　智　　京都大学（～平成26年3月）
　　　　　　村上　啓雄　　岐阜大学（平成26年4月～）

感染対策協議会事務局：名古屋大学医学部附属病院中央感染制御部内
事務局長　八木　哲也　　名古屋大学
事務局　　岩間由起子　　名古屋大学

目　次

I　針刺し・切創，皮膚・粘膜曝露

- I-1　「針刺し」を起こしてしまったらどうすればよいのでしょうか。……… 002
- I-2　針刺し予防のための取り組みについて教えてください。……… 004
- I-3　実習生や外部委託職員が針刺し・血液曝露した場合の対処は，どこまで病院が責任を負うべきなのでしょうか。……… 005
- I-4　当院では，手術あるいは血管造影検査などの観血的処置の際には，患者の同意を得てHBV・HCV・HIV・梅毒の感染症の有無を調べています。その必要性や有効性はどうでしょうか。また患者の同意書は必要でしょうか。……… 006
- I-5　針刺し・切創，皮膚・粘膜曝露時の曝露者の検査としてHTLV-1の検査も項目として選択していますが，必要な項目として考えるべきでしょうか。……… 007
- I-6　HTLV-1陽性血液の針刺しの対応方針はどうするのでしょうか。ハイリスクの事故の対応について教えてください。……… 008
- I-7　HTLV-1抗体の検査は，ルーチンの術前検査として必要でしょうか。……… 009
- I-8　針刺し・切創，皮膚・粘膜曝露事例の抗体検査で患者（相手）の採血の結果が陰性であった場合，ウインドウピリオドのことも考え，時期を置いて再検査をする必要があるでしょうか。……… 010
- I-9　梅毒陽性患者からの針刺しの場合の対応については，針刺し直後・1ヵ月後・3ヵ月後に採血を行い，経過観察をしています。講演などで医療者の針刺しによる感染例はなく，このような対策は不要だということを聞いたのですが，どうでしょうか。……… 011
- I-10　ペン型インスリンの使用後に針のカートリッジ側の穿刺針で刺傷した場合でも，患者汚染針と同様の対応が必要でしょうか。……… 012
- I-11　患者の感染症の検査履歴はどれくらい前までを有効とするのが望ましいのでしょうか。血液・体液曝露事例の対応時，当院では過去1年間を有効として取り決めていますが，根拠が不明で不安です。……… 012
- I-12　クロイツフェルト・ヤコブ病疑いの患者の髄液に触れました。どのような対応が必要ですか。……… 013
- I-13　針刺し・切創，皮膚・粘膜曝露などエピネット（EPINet™）を使用している施設も多いと思いますが，真の発生件数のうち，どのくらいが報告されているのか自信がありません。真の発生件数を推測する方法があれば教えてください。……… 013

Ⅰ-14 安全器材を導入しようとしています。安全器材導入で針刺しが減ったという報告やそれによって病院側が受ける経済的恩恵について，管理者側を説得できる資料があったら教えてください。················014

Ⅱ B 型肝炎

Ⅱ-1 B 型肝炎ワクチンは必要ですか。HBs 抗体検査は，事務職員を含めてどのような職種や部署に実施すべきでしょうか。················016

Ⅱ-2 B 型肝炎ワクチン接種後の効果持続期間はどれくらいでしょうか。追加接種はどのような時に必要になりますか。················017

Ⅱ-3 B 型肝炎ワクチン接種後に抗体価が上昇しません。1 シリーズ以上追加接種する必要がないとも聞きますが，抗体価上昇のない理由と感染への危険性を教えてください。················018

Ⅱ-4 毎年の職員健診で HBs 抗体を測定しています。陽性者にも，毎年 HBs 抗体価検査は必要でしょうか。また，抗体価が徐々に低下しますが，陰性化した場合は B 型肝炎ワクチンを再接種すべきでしょうか。················019

Ⅱ-5 HBs 抗体陽性後に陰性化した職員において，HBs 抗原陽性の針刺し・切創が生じた場合，抗 HBs ヒト免疫グロブリン (HBIG) 投与は必要でしょうか。················020

Ⅱ-6 HBs 抗原陽性血液による針刺し・血液曝露の場合の抗 HBs ヒト免疫グロブリン (HBIG) と HB ワクチンの接種の方法を教えてください。················021

Ⅱ-7 HBs 抗体陰性のスタッフに長期間 (1ヵ月以上) 放置された汚染源 (患者) 不明の針刺しがありました。針には肉眼的に血液付着も認めませんでした。このような場合，感染性はあるのでしょうか。また，抗 HBs ヒト免疫グロブリン (HBIG) を投与すべきでしょうか。················022

Ⅱ-8 針刺し・切創が発生した場合，曝露源 (患者) の HBs 抗原の有無を確認しています。どれくらい前の HBs 抗原検査結果まで信用してもよいのでしょうか。検査後に，手術や輸血をした場合，再検査が必要でしょうか。················023

Ⅱ-9 HBs 抗原陰性，HBs 抗体陽性の患者に用いた針など鋭利器材で針刺し・切創，皮膚・粘膜曝露を起こした場合，どのように対処すべきでしょうか。················024

Ⅱ-10 HBV もしくは HCV の患者の手術において，ゴーグルを着けない医師がいます。眼から感染を起こした事例や統計的資料などがあったら教えてください。················024

III C型肝炎

III-1 HCV抗体陽性血液による針刺し時の感染率はどのくらいでしょうか。その場合，有効な予防法はあるのでしょうか。……… 026

III-2 針刺しの場合，HCVの感染は予防できないと説明しました。職員はとても不安に感じていますが，どのように説明すればよいのでしょうか。……… 027

III-3 HCV抗体陽性患者の採血時に針刺しを起こしました。インターフェロン療法の有効性について教えてください。……… 028

III-4 C型肝炎ウイルス（HCV）抗体陽性患者の採血時に針刺しを起こしたスタッフからHCVRNAが同定されました。抗ウイルス薬投与で感染の慢性化を防げるのでしょうか。……… 029

III-5 針を廃棄する際，針廃棄容器中の曝露源不明の針で針刺しをしました。被曝露者はHBs抗体陽性です。針刺し後の対処はC型肝炎に準じて実施してよいでしょうか。……… 030

III-6 採血時，血液で皮膚の表皮剥離部分が汚染されました。すぐに流水で洗浄しましたが，4時間後に患者がHCV抗体陽性であることが判明しました。どのように対処すればよいのでしょうか。……… 031

III-7 HCV抗体陽性血液が眼に入っても，手術中ですぐに対応できない場合，どれくらいの時間までにどのような処置を行えばよいのでしょうか。また，その後の経過観察はどうすればよいのでしょうか。……… 032

III-8 C型肝炎ウイルス曝露後，1ヵ月，3ヵ月，6ヵ月後の経過観察を行っています。1年後まで必要とする文献がありますが，いつまで行えばよいのでしょうか。……… 032

IV HIV

IV-1 HIV抗体陽性の患者が入院しました。標準予防策以外に特別に気をつけることはありますか。……… 034

IV-2 HIV抗体の検査は，ルーチンの術前検査として必要でしょうか。……… 034

IV-3 米国のガイドラインにあるように，HIV抗体検査をすべての症例で行うのは妥当でしょうか。当院では診療科の判断に任せています。すぐに測定できる施設とそうでない施設などで条件も異なると思いますが，費用対効果も含めてどう考えるべきかご教示ください。……… 035

IV-4 HIV感染者の手術の場合，基本的には標準予防策でよいとしておりますが，感染対策室を含めてスタッフミーティングを行った上で手術に入るほうがよいとの意見があり，そのように対応しています。手術場としての対応マニュアルが別途必要なものか教えてください。……… 036

- Ⅳ-5 当院では針刺し・切創，皮膚・粘膜曝露事例発生時に，必ず患者のHIV抗体検査を実施するようにしています。しかし，HIVの感染率は極めて低いため，今後は患者の生活歴や既往歴を考慮し，感染のリスクが低いと判断した場合は，検査を控えてもよいのでしょうか。 …… 036

- Ⅳ-6 針刺し・切創，皮膚・粘膜曝露の際，患者のHIV抗体検査の同意が得られない場合の対応について教えてください。 …… 037

- Ⅳ-7 HIV抗体検査については，患者には説明書で説明し承諾書を書いていただいています。職員健診でも検査を実施してほしいと要望があり検討していますが，職員も承諾書が必要でしょうか。 …… 038

- Ⅳ-8 全身麻酔の手術における針刺し・切創，皮膚・粘膜曝露対策として当院では，①小児などを除くほとんどの全身麻酔による手術患者でHIV抗体検査の同意書がとられており，また，②診療科によって例外はありますが，同意書を取っている全患者でHIV抗体検査が実施されています。上記の①と②の是非についてご意見をお願いします。 …… 039

- Ⅳ-9 HIV抗体陽性者の血液による針刺し・切創，皮膚・粘膜曝露した事例で，実際にHIVに感染した医療従事者はいるのでしょうか。 …… 040

- Ⅳ-10 HIV陽性患者の手術中に血液が飛散し眼に入りました。生理食塩水で両眼洗浄し手術を続行し，4時間経過してしまいましたが，どうすればよいのでしょうか。あるいはどうすべきだったのか教えてください。 …… 041

- Ⅳ-11 患者が特定できない針で針刺しをした場合，感染の可能性が非常に低くても本人が希望するなら抗HIV薬を服用するべきでしょうか。 …… 042

- Ⅳ-12 HIV抗体陰性患者の血液に曝露したとき，抗HIV薬の予防内服は必要ないでしょうか。患者がウインドウピリオドにある可能性をどう考えるべきでしょうか。 …… 043

- Ⅳ-13 HIV患者に使用した注射針で針刺しを起こした職員が，予防内服を開始したものの副作用が強いため数日で内服を中止しました。後日，この職員がHIVに感染したことが判明した場合，病院の対応についてどのように考えればよろしいでしょうか。 …… 044

Ⅴ 麻疹，水痘，風疹，流行性耳下腺炎

- Ⅴ-1 麻疹，水痘，風疹，流行性耳下腺炎に対する抗体を保有していない入院患者が，これらの感染症に曝露した場合，潜伏期間中はどのように対応したらよいのでしょうか。特に小児病棟においては心配です。 …… 046

- Ⅴ-2 麻疹，水痘，風疹，流行性耳下腺炎の既往またはワクチン接種を受けた職員であれば，それらの患者に特別な防護具を着用せず対応しても大丈夫でしょうか。 …… 047

- V-3 職員の麻疹，水痘，風疹，流行性耳下腺炎の抗体検査をEIAで実施しています。環境感染学会の基準によって予防接種の要否判定をしていますが，採用している測定キットによって差が出るという話を聞いたことがあります。測定方法やキット間格差などについて少し詳しく教えてください。 ... 048

- V-4 職員に麻疹，水痘，風疹，流行性耳下腺炎ワクチンを接種した後に抗体価を測定する必要があるのでしょうか。 ... 049

- V-5 職員健診の流行性ウイルス性疾患の抗体価検査で，麻疹，水痘，風疹，流行性耳下腺炎のすべてが陰性であると判定されました。それぞれワクチンをうちたいのですが優先度や接種時期などありますか。 ... 050

- V-6 抗体検査やワクチン接種の費用の負担を病院負担とすべきか職員負担とすべきか，どのように考えるべきでしょうか。 ... 051

- V-7 麻疹，水痘，風疹，流行性耳下腺炎ウイルスに対する抗体検査およびワクチン接種は事務職員や外部委託の職員に対しても必要でしょうか。 ... 052

VI インフルエンザ

- VI-1 インフルエンザワクチンはどうして毎年接種しなければならないのですか。 ... 054

- VI-2 季節性インフルエンザワクチン接種により発症は阻止できるのでしょうか。またインフルエンザワクチン接種率は何％を目標にすべきでしょうか。 ... 055

- VI-3 インフルエンザ流行時の窓口対応職員は全員，マスクを着用すべきでしょうか。 ... 056

- VI-4 インフルエンザを発症した職員の就業制限について教えてください。 ... 057

- VI-5 インフルエンザ罹患患者との接触者（患者・職員）への予防投薬の基準について教えてください。また，予防薬をどのように選択すればよいのでしょうか。 ... 059

- VI-6 職員が季節性インフルエンザを発症しました。発症時，病棟勤務しており，患者との接触はありましたがマスクは着用していました。接触した患者に対しての対応を教えてください。 ... 060

- VI-7 職員の家族がインフルエンザに感染した場合，その職員へのオセルタミビル（タミフル®）などの予防投薬は行ったほうがよいのでしょうか。就業制限についてはどう考えたらよいのでしょうか。またその場合，感染対策費として病院負担で行うべきなのでしょうか。 ... 061

Ⅵ-8 今年はインフルエンザが流行し，職員に手洗い・うがい・マスク着用を指導しましたが，以前からうがいの予防効果のエビデンスがないという報告もあります。また，水うがいは効果があるという報告もあります。感染対策として「うがい」という行為は，どう考えたらよいのでしょうか。 ……… 062

Ⅵ-9 妊婦のインフルエンザワクチン接種については米国疾病管理センターCDC (Centers for Disease Control and Prevention) では推奨していますが，ワクチンの添付文書にはむしろ禁忌として取り扱われています。医療者はCDCよりの考えが多いと思いますが，日本政府としての公式な見解はどうなっているのか教えてください。また，妊婦で医療従事者の場合はどう考えるべきかも教えてください。 ……… 063

Ⅵ-10 重症者が多数いるICUや免疫不全の方のいる病棟では，季節性インフルエンザに空気感染対策は必要でしょうか。 ……… 064

Ⅵ-11 流行期に発熱した職員のインフルエンザ抗原検査はすべてで行うべきでしょうか。何らかの基準を設けるべきでしょうか。 ……… 065

Ⅶ 結核

Ⅶ-1 入職時の職員に対して，どのような結核の検査を行ったらよいでしょうか。 ……… 068

Ⅶ-2 現在，新規入職者に対しツベルクリン2段階法検査を行っていますが，今後インターフェロン-γ遊離試験 (IGRA) の導入が必要でしょうか。 ……… 069

Ⅶ-3 2段階ツベルクリン反応検査を実施していますが，実際その対象者はどこまでが妥当なのでしょうか。（1回目陰性者に限定するのか，弱陽性者まで含めるのか，強陽性以外とするのか。） ……… 070

Ⅶ-4 ツベルクリン反応の二重発赤と硬結は両方測定する必要がありますか。 ……… 071

Ⅶ-5 ツベルクリン反応もしくはインターフェロン-γ遊離試験 (IGRA) の陰性者に対してBCG接種は必要でしょうか。 ……… 072

Ⅶ-6 インターフェロン-γ遊離試験 (IGRA) の検査の特徴と院内感染対策上の有用性（使用すべき場合）について教えてください。また，院内で職員にIGRAを実施している病院は，費用はどうしているのでしょうか。 ……… 073

Ⅶ-7 インターフェロン-γ遊離試験 (IGRA) の陰性化はありますか。 ……… 074

Ⅶ-8 職員に対して，インターフェロン-γ遊離試験 (IGRA) はベースラインの測定をしたほうがよいでしょうか。また，定期健診への導入も考慮したほうがよいのでしょうか。 ……… 075

Ⅶ-9 職員のインターフェロン-γ遊離試験（IGRA）は何年おきに行うべきでしょうか。 ……… 076

Ⅶ-10 結核曝露後のフォローについて教えてください。 ……… 077

Ⅶ-11 当院では2007（平成19）年度よりリスクの高い部署の職員を対象にインターフェロン-γ遊離試験（IGRA）を導入し，2008（平成20）年度より新入職員にIGRAを行っています。結核接触者健診の際には，そのデータをベースラインとして（データがない場合は，曝露直後にIGRAを実施），2ヵ月後以降に行ったIGRAのデータと比較しています。接触者健診の方法として推奨される方法はどういう方法でしょうか。 ……… 078

Ⅶ-12 結核患者と接触した場合，すぐにインターフェロン-γ遊離試験（IGRA）検査を行ったほうがよいのでしょうか。 ……… 079

Ⅶ-13 当院では活動性結核患者への接触者健診として胸部X線検査を施行しています。職員が妊娠中の場合はインターフェロン-γ遊離試験（IGRA）で代用していますが，接触者全員にIGRAを施行するほうがよいのでしょうか。 ……… 080

Ⅶ-14 院内で結核患者が発生した場合，接触者健診該当者をどのような基準で選択すればよいのでしょうか。また，インターフェロン-γ遊離試験（IGRA）を使って接触者健診を行う際に，ツベルクリン反応とくらべて，どのような点に注意が必要でしょうか。 ……… 081

Ⅶ-15 院内発生の結核曝露者に対し，接触者健診を実施しています。保健所ではすでにインターフェロン-γ遊離試験（IGRA）を導入しており，当院でも今年から導入しました。これまで健診は2年後まで実施が必要でしたが，IGRAを使用した場合も2年後まで経過観察が必要でしょうか。 ……… 082

Ⅶ-16 クォンティフェロン（QFT）で判定保留（疑陽性）になった職員への対応について教えてください。 ……… 083

Ⅶ-17 病棟で結核患者が発生したとき，濃厚接触者に対してクォンティフェロン（QFT）検査を行いますが，QFT検査の年齢層別の陽性率はわかっているのでしょうか。 ……… 084

Ⅶ-18 定期外健診（接触者健診）を実施する場合，どの程度まで曝露したら実施する必要があるのかの線引きの目安を教えてください。医師や看護師が結核患者と接触した場合の「濃厚接触者」に分類される，濃厚，高頻度，長時間の接触の具体例を教えてください。 ……… 085

Ⅶ-19 結核患者に職員が曝露した場合に接触者リストの作成を保健所から指示されますが，保健所からの検査の指示がある場合も，ない場合もあります。また，感染者が見つかった場合に，検査対象者の追加が指示されることが多いようです。検査対象者を選択する場合の一般的考え方について教えてください。 ……… 086

Ⅶ-20 前院で結核患者と接触した職員が，インターフェロン-γ遊離試験（IGRA）陽性だが，咳などの症状もなく，胸部X線上も問題ないため，「感染はしているが発症はしていない。免疫低下時に発症の可能性があるので，予防内服か定期健診でもよい。」と保健所から言われたそうです。どのように対処すればよいでしょうか。 087

Ⅶ-21 新規採用者に対してインターフェロン-γ遊離試験（IGRA）をすることにしました。この時点で陽性であった場合，胸部X線検査などの精査や潜在性肺結核の治療は必要でしょうか。また，ベースラインが陽性であった職員が接触者健診を受けた場合，胸部X線検査で活動性肺結核の所見がなく，IGRAが陽性であれば，やはり潜在性肺結核の治療を行ったほうがよいのでしょうか。 088

Ⅶ-22 結核はしばしば妊娠を契機に増悪するとされています。定期健診を産休で受けずにいた職員が，産休後職場復帰したあとで結核と診断されたことがありました。重症病棟担当だったため，大変慌てたのですが，このような例では復職のときに結核健診を行うべきだったのでしょうか。何か規定はあるのでしょうか。 089

Ⅶ-23 肺癌で通院中の患者が，血痰・呼吸苦・微熱を主訴に救急車で来院し入院。翌日，緊急で気管支鏡検査を施行し，検査時に採取した分泌物から抗酸菌の塗抹陽性（2＋）という結果でした。患者が結核であると確定するまでの間，どのような対策を実施すればよいのでしょうか。（結核病床，陰圧個室なし） 090

Ⅶ-24 当院は結核菌の喀痰塗抹陽性が判明した場合は直ちに専門施設へ転送しています。非陰圧室から患者が退室した場合，どのくらい時間をおけば次の患者の入室が許容されるでしょうか。同様に，転送に救急車を依頼した場合にはどのくらいの時間をおけば次の出動が許容されるでしょうか。 091

Ⅶ-25 結核性関節炎患者の手術を行うときにどのような感染予防策をとればよいのでしょうか。 092

Ⅶ-26 結核が疑われる患者の肺病理標本の切り出しや喀痰を扱う場合は安全キャビネット内で行う必要はあるのでしょうか。ホルマリン対策用のエアコンディショニングはあるのですが，心配です。 092

Ⅷ 廃棄物

Ⅷ-1 感染性医療廃棄物について，その分別がわかりません。具体的に教えてください。 094

Ⅷ-2 廃棄物の処理及び清掃に関する法律（廃棄物処理法）の改訂により廃棄物の分別が変わりましたが，廃棄の分別では，廃棄物の形状，廃棄物の出どころ，感染症の種類の観点がとわれていますが，感染症が確認されていない患者から廃棄されたゴミは一般ゴミに分類してもよいのでしょうか。 095

Ⅷ-3 HIV感染者の自己注射用器具（血液製剤）の感染性廃棄物の処理区別についてどうあるべきか教えてください。 …… 096

Ⅷ-4 輸液終了後に抜針した針（翼状針）の廃棄はどのように行いますか。 …… 097

Ⅷ-5 当院では針刺し防止対策としてプラスチック針を導入しています。リキャップは原則禁止していますがプラスチック針であれば廃棄する際，リキャップしてもよいのでしょうか。 …… 097

Ⅷ-6 薬剤のワンショット注入をする際，薬剤を吸い上げた注射針にリキャップしてベッドサイドに持参します。キャップ付きのままの針を注射器から外して，三方活栓からワンショット注入した後に，キャップと針をわざわざ別に廃棄する必要があるのでしょうか。 …… 098

Ⅷ-7 点滴のミキシングに使った注射針を感染性廃棄物の鋭利なものとしての廃棄容器へリキャップして捨てています。問題でしょうか。 …… 098

Ⅷ-8 どうしてもリキャップしなければならない場合の安全な対処法について教えてください。 …… 099

Ⅷ-9 血液汚染のない輸液の残液はそのままビニール袋の感染性廃棄物袋への廃棄が必要でしょうか。それとも内溶液をシンクへ廃液した後に捨てるべきでしょうか。 …… 100

Ⅷ-10 通常，閉鎖式の排液バッグの排液を処理する場合，どのように行いますか。 …… 100

Ⅷ-11 廃棄物マニュアルによると手術室・緊急外来室・集中治療室および検査室において治療・検査などに使用されたものはすべて感染性廃棄物になっていますが，それらの部署で患者に未使用のバイアルやアンプル，点滴袋についても感染性廃棄物としなければならないのでしょうか。 …… 101

Ⅷ-12 細菌検査室から排出されるシャーレ，試験管，培地などは，オートクレーブ処理後に廃棄していますが，感染性廃棄物密閉容器に直接廃棄することは可能でしょうか。 …… 101

Ⅷ-13 ガラス瓶など破損によってメカニカルハザードをひき起こす可能性のあるものは，できる限り堅牢な容器を使用するように，県からの文書が届きました。アンプル，試験管，シャーレなどは，鋭利なものとして廃棄していますが，すべてのガラス瓶も堅牢な容器を使用した廃棄が必要でしょうか。 …… 102

Ⅷ-14 採血後の止血用アルコール綿が燃えるゴミに廃棄されているときがあります。感染の危険性についてどのように考えればよいのでしょうか。 …… 103

Ⅷ-15 血尿患者も普通にトイレで排尿してもよいのでしょうか。また，血尿患者の蓄尿の処理はどのような方法で行えばよいでしょうか。 …… 104

Ⅷ-16 胃液，胆汁などのドレーンの排液処理はどのような方法で行えばよいでしょうか。 ·· 104

Ⅷ-17 病院内のトイレに設置してある汚物入れの廃棄物は，一般ゴミ扱いでよいですか，それとも感染性廃棄物として処理するほうがよいでしょうか。 ·· 105

Ⅷ-18 医療者の目の届かないところに感染性廃棄物の箱を置くべきでないとされていますが，個人防護具（PPE）の処理はどのようにするのが適切でしょうか。 ·· 105

Ⅷ-19 針ではない廃棄物で受傷した場合，血液等の目に見える汚染がなければそのままにしておいてもよいのでしょうか。針刺しと同様に対応する必要があるのでしょうか。 ·· 106

Ⅸ 実習生・外部委託職員

Ⅸ-1 実習に来る学生にも流行性ウイルス抗体価の測定やワクチン接種を義務づけるべきでしょうか。 ·· 108

Ⅸ-2 実習生や大学院生などさまざまな学生が病院には出入りします。針刺しや粘膜曝露が生じた場合の対応方法，特に金銭面や保障面についてどのような対応をされているのでしょうか。 ···································· 109

Ⅸ-3 各職種の実習を受けるにあたって，実習依頼元にHBs抗体検査および麻疹・水痘・風疹・流行性耳下腺炎の抗体検査，各種ワクチン接種をどこまで要求してもよいのでしょうか。 ·· 109

Ⅸ-4 病棟でインフルエンザがアウトブレイクしました。医学生が実習で出入りしていますが，何か対策は必要ですか。 ································· 110

Ⅸ-5 実習生が病棟実習中麻疹を発症しました。病棟における対策と当該学生への対処法を教えてください。 ·· 111

Ⅸ-6 患者に感染させる可能性がある病気に罹っている学生が実習してよいかどうかの判断は，どのようにすればよいのでしょうか。またその判断は，大学全体を統括する保健管理センターがすべきでしょうか，それとも感染対策チームがすべきでしょうか。 ···································· 112

Ⅸ-7 実習生が抗体検査で麻疹が陰性だったため，実習直前にワクチンを接種しました。実習には抗体がつくまで出さないほうがよいのでしょうか。 ·· 113

Ⅸ-8 ステロイド薬内服中の学生対する4種感染症関連（麻疹・水痘・風疹・流行性耳下腺炎）ワクチン接種は行うべきでしょうか。また，ステロイド薬の内服量・期間がどの程度まであればワクチン接種は可能と考えられるでしょうか。何か目安があれば教えてください。 ·················· 114

Ⅸ-9　非医療機関からの実習（事務職など）受け入れの際，各種感染症に対する抗体保有調査をどこまで求めればよいのでしょうか。 ……… 115

Ⅸ-10　外部委託職員に必要な研修について，具体的に教えてください。また，本来会社で行われるべき研修（専門業務員としてあるべきスキル）と，病院で行う研修について教えてください。 ……… 115

Ⅸ-11　外部委託職員に対してのHBs抗体や麻疹などの流行性ウイルス疾患に対する抗体測定，さらにワクチン接種などに関しての管理は，通常，どこが責任を持って実施すべきでしょうか。金銭的な面も含めて，どのように考えるべきか教えてください。 ……… 116

Ⅸ-12　当院では外部委託の清掃職員が入っています。作業員の方々には毎年感染対策の講義を実施していますが，意識を高めるために必要な教育内容として，職業感染対策，標準予防策以外で関心を持っていただける内容があるでしょうか。 ……… 117

Ⅸ-13　廃棄物収集時は，手袋を着用することを推奨していますが，廃棄物に触れる時だけ手袋を着用するということは困難です。収集場所が数ヵ所あり，運搬や移動ごと，ドアやエレベーターのボタンに触れる時など手袋を着用したままですが，どのように指導すればよいのでしょうか。同じ悩みを抱えている施設も多いと思いますので，よい方法があったら教えてください。 ……… 117

Ⅹ　その他

Ⅹ-1　外来診療で重症肺炎患者が診察室に入りました。診察室に同室した医療従事者が，この患者から感染する危険性はないのでしょうか。 ……… 120

Ⅹ-2　患者に対する入院時の感染症検査は必要でしょうか。 ……… 121

Ⅹ-3　歯科治療中に患者に噛まれ受傷した場合，針刺し・切創としての対応でよいのでしょうか。また，噛み跡がすぐ消え，目に見える傷がない場合も同じ対応が必要でしょうか。 ……… 122

Ⅹ-4　当院は，大量調理施設衛生管理マニュアルに基づき調理作業を行う集団給食施設になっています。マニュアルの中で，「ノロウイルスを原因とする感染性疾患による症状と診断された調理従事者等は，リアルタイムPCR法等の高感度の検便検査においてノロウイルスを保有していないことが確認されるまでの間，調理に直接従事することを控えさせる等の手段を講じることが望ましいこと」とあります。リアルタイムPCR法の結果が出るまでには時間と費用がかかるのですがどこまで行わないといけないのでしょうか。不顕性感染者の場合はどのように取り扱うのでしょうか。症状や迅速検査でのウイルス陰性結果では不十分でしょうか。 ……… 123

X-5 ノロウイルス感染発生時に，簡易キットによる迅速判定を導入しました。ゾーニングなどの対応においてとても有効であると考えますが，保険に関する最新の動向など情報を教えてください。......124

X-6 N95マスク，サージカルマスクはそれぞれ使用開始からどれくらいの期間使用可能なのでしょうか。......125

X-7 国立大学の病院も大学法人に移行しましたが，労災認定という仕組みがよくわかりません。どのような基準で判断され，病院では実際どのように運用すべきものなのでしょうか。......126

X-8 術前や内視鏡検査における梅毒検査の意義はどのように考えたらよいでしょうか。......127

X-9 職業感染対策としてのHIV検査の対象（術前や内視鏡検査前など），費用請求はどうしたらよいでしょうか。......128

X-10 ノルウェー疥癬の患者に接触してしまった場合，どの程度の接触で予防内服が必要となるのでしょうか。具体的な行為や時間を教えてください。また，明らかに落屑を認めるノルウェー疥癬の患者が，診察台やCT台に乗った直後に，シーツなどを替えずに別の患者が乗ってしまった場合，予防内服は必要でしょうか。......129

X-11 老人保健施設の感染防止担当者から，針刺しで入所者のHIV検査をしたところ，労働基準局からHIV検査の分は労災費用の適応にならないと言われたとのことでした。確かに可能性が低いのはわかるのですが，労働基準局では明快な基準があるのでしょうか。......130

X-12 サージカルマスク着用と手指衛生により家族内のインフルエンザ感染予防をどの程度防げるのでしょうか。......131

X-13 HBV，HCV陽性の医療従事者に対する就業制限はどのように考えたらよいでしょうか。......132

I 針刺し・切創，皮膚・粘膜曝露

Q1-1 「針刺し」を起こしてしまったらどうすればよいのでしょうか。

(1) 創部の処置
　直ちに石けんと流水で洗浄します。洗浄に関しての所要時間の規定はありませんが，少なくとも10分以上かけて適切な洗浄を行います。洗浄や消毒の目的で生体局所に消毒薬を使用することや創部から血液を搾り出すことが，血液媒介病原体の伝播を減らすとするエビデンスはないとされています。

(2) 曝露後の対処
　直ちに上司，あるいは院内感染対策スタッフに報告します。報告書を院内感染対策委員会に提出します。部位，血液・体液の汚染曝露量，損傷した場合はその深さや対象となる器材の種類および汚染状況から危険性を評価します。また，対象となった患者の感染性を評価し対応を決定します。患者がB型肝炎ウイルス(hepatitis B virus；HBV)，C型肝炎ウイルス(hepatitis C virus；HCV)，またはヒト免疫不全ウイルス(human immunodeficiency virus：HIV)の感染症の場合，受傷者は原則として針刺し直後の採血検査を受け，結果を院内感染対策委員会に提出します。

(3) 病原体別対応(図参照)
　曝露源がHBs(hepatitis B surface)抗原陽性，HCV抗体陽性，HIV抗体陽性の場合は，それぞれの病原体別対応が必要です。HBs抗原，抗体の検査結果は24時間(遅くとも48時間)以内，HIV抗体検査結果はできるだけ速やかに出るような検査体制を整えておくことが必要です。

(4) HBV曝露後の対策
　受傷者がHBs抗体を保有しているか確認します。
　①十分なHBs抗体価(10 mIU/mL以上)があれば対策は不要です。
　②HBs抗原およびHBs抗体が陰性の場合は曝露後24時間(遅くとも48時間)以内に抗HBsヒト免疫グロブリン(HBIG)投与を行い，HBワクチン接種プログラム(当日，1カ月後，3~6カ月後)を開始し，経過観察を行います。

(5) HCV曝露後の対策
　曝露後1年間はHCV抗体や肝機能検査を行い経過観察します。

(6) HIV曝露後の対策
　曝露後速やかに抗HIV薬を開始することで感染率を下げることができると言われていますが，妊婦への安全性は確認されていません。

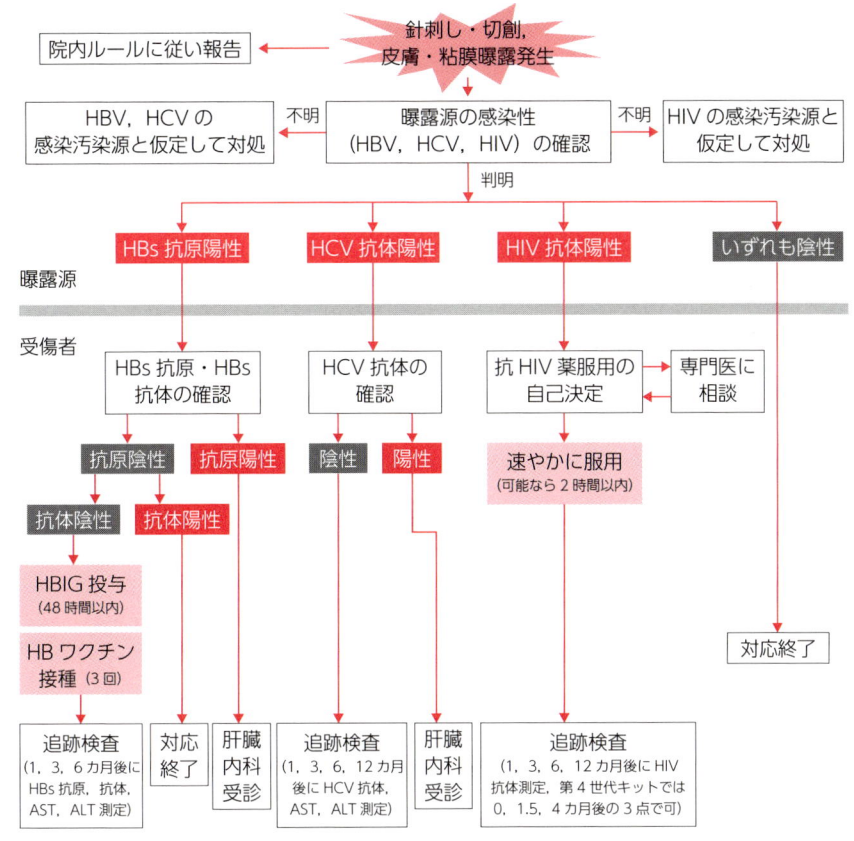

図　HBV，HCV，HIV による針刺し・切創，皮膚・粘膜曝露発生時の処置
（参考文献 1 より引用，一部改変）

①曝露後直ちに専門医に相談し，抗 HIV 薬の内服を開始するか決定します。服用を行う場合は可能な限り迅速に開始します。
②専門医と連絡が付かない場合はとりあえず 1 回目の服用を行い，専門医と連絡が付き次第その後の対応について検討します。
③ベースラインの抗体価検査（図の追跡調査，0 カ月に相当）を実施し，その後 6 カ月間は経過観察します（第 4 世代キットでは 4 カ月まで短縮可）。

（7）曝露源が不明の場合

①曝露源の感染性が不明の場合は，患者の同意を得て HBV，HCV，HIV の検査を行います。
②曝露源が特定できない，または検査に対して患者の同意が得られないなど検査が実施できない場合は，HBV，HCV への曝露と仮定して対策を実施します。HIV 感染の可能性が考えられる場合は HIV への曝露として対策を実施します。

参考文献
1) 国公立大学附属病院感染対策協議会 編：針刺し・切創，皮膚・粘膜曝露対策．病院感染対策ガイドライン，改訂第 2 版．じほう，東京，pp200-212, 2015.
2) 洪愛子：ベストプラクティス NEW 感染管理ナーシング．学研マーケティング，東京，pp2-16, 2006.

Q1-2 針刺し予防のための取り組みについて教えてください。

A 以下のような取り組みを行います。

（1）リキャップの禁止
どのような針であってもリキャップを行わないようにします。針をその場で廃棄できるように堅固な医療廃棄物容器を設置または持参します。

（2）防護具（手袋，マスク，ゴーグルなど）の使用
採血や静脈留置針など鋭利器材使用時に血液に曝露する可能性がある時には，手袋を着用します。手袋着用により完全に針刺しを防ぐことはできませんが，体内に入る血液量（＝ウイルス量）を減少させることができると言われています。また，血液が飛散する可能性がある場合には，マスクやゴーグルを使用して眼や口腔粘膜への曝露を防止します。手袋を外した直後は手洗いを行います。

（3）安全装置付き器材の使用
安全装置付き器材の使用で針刺しを防ぐことができます。翼状針，留置針，採血針，注射器，ランセットなどがあります。導入時には，使用方法を指導し，確実に安全装置を機能させる必要があります。

（4）ハンズフリーテクニック
手術での器材の受け渡しによる受傷を防ぐため，鋭利な形状の器材に同時に2人以上が触れないことを原則とします。鋭利器材を渡すために，トレイなどを使い，トレイ上でやり取りすることで手が直接器材に接触する機会を減らすことができます。床に落ちた鋭利器材を処理するために，クズバサミなどを使う方法があります。

（5）ワクチンの接種
HBVワクチンを接種し抗体を保有していればHBV感染を防ぐことができ，曝露後対策も不要となります。

（6）教育
血液媒介病原体についての知識，廃棄容器や安全装置付き器材の使い方，針刺しを起こしてしまった時の対応など，定期的な教育を継続して行う必要があります。

参考文献
1) 国公立大学附属病院感染対策協議会 編：針刺し・切創，皮膚・粘膜曝露対策．病院感染対策ガイドライン，改訂第2版．じほう，東京，pp200-212, 2015.

2) 洪愛子：ベストプラクティス NEW 感染管理ナーシング．学研マーケティング，東京，pp2-6, 2006.
3) 菅野みゆき：血液・体液曝露による感染防止．感染管理 QUESTION BOX2 —標準予防策と感染経路別予防策 職業感染対策（廣瀬千也子・監，大友陽子，一木薫・編），中山書店，東京，pp107-122, 2009.
4) 職業感染対策研究会：職業感染防止のための安全対策製品カタログ集，第5版．2012. http://jrgoicp.umin.ac.jp/related/catalog_v5_2012/職業感染防止のための安全対策製品カタログ集第5版（標準画質）.pdf

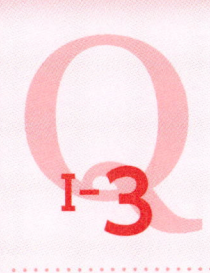

Q I-3 実習生や外部委託職員が針刺し・血液曝露した場合の対処は，どこまで病院が責任を負うべきなのでしょうか．

医療系大学や専門学校の実習生に関しては，学校側で個人の任意で学生教育研究用の災害傷害保険に加入することを推奨し，さらに実習施設と協定書などを交わして学生の損害賠償について取り決めています．これらによって，どこまで病院側が賠償責任を負うかが決まってくると考えます．また，外部委託職員に関しては，企業が雇用主として労災保険（労働者災害補償保険）に加入し，雇用者の針刺し・血液曝露した場合の取り決めに沿って対応されています．

参考文献
1) 日本国際教育支援協会：学生教育研究災害傷害保険（2014年度版）．http://www.jees.or.jp/gakkensai/index.html
2) 吉川徹：針刺しと労災手続．セーフティマネジメントのための針刺し対策 A To Z（INFECTION CONTROL 2002 増刊），メディカ出版，大阪，pp229-235, 2002.
3) 武内浩一郎：医療従事者は労働者として針刺しからどう守られているか．感染対策ICTジャーナル 2007；2(3)：291-294.

Q I-4

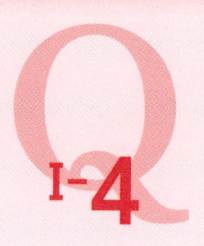

当院では，手術あるいは血管造影検査などの観血的処置の際には，患者の同意を得て HBV・HCV・HIV・梅毒の感染症の有無を調べています。その必要性や有効性はどうでしょうか。また患者の同意書は必要でしょうか。

A

　感染症の有無を医療従事者が把握することについては，その医療機関での標準予防策の遵守状況によると考えます。徹底して標準予防策（患者教育も含めて）が実施できているなら，事前に検査を行わなくとも職業感染を発生するような状況があった場合に，しかるべき検査を実施して対応することでよいと考えます。その場合の検査の説明と同意はもちろん行うべきです。しかし，標準予防策が徹底して実施できていない状況であれば，事前の検査は必要かつ有効な部分があると考えます。同意書に関しては，施設によってさまざまな考え方があり，統一されていません。

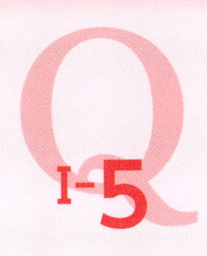

Q I-5 針刺し・切創，皮膚・粘膜曝露時の曝露者の検査として HTLV-1 の検査も項目として選択していますが，必要な項目として考えるべきでしょうか。

A ヒト T 細胞白血病ウイルス 1 型（human T-cell leukemia virus type 1：HTLV-1）は，ウイルス粒子自体の感染性は極めて低く，生きた感染細胞を介して感染が伝播します。HTLV-1 抗体が陽性ということは，その血液中に HTLV-1 感染細胞が存在することを意味します。一般に，多量あるいは頻回の感染細胞への曝露が感染の機会を増やすことから，HTLV-1 抗体陽性者（キャリアまたは患者）に由来する母乳（母児感染），精液（性交感染），輸血や薬物濫用時の注射の回し打ち，などが主な感染源となります。授乳に伴う母児感染の確率は 20％ とされています。

　針刺しによる HTLV-1 感染は極めてまれとされますが，動物実験では 0.01mL という微量の血液でも感染が成立することや[1]，針刺しによると思われる感染例も報告されています[2]。しかし，針刺しなどによる HTLV-1 感染とその後発症してくる成人 T 細胞白血病（adult T-cell leukemia：ATL）などについてはいまだ十分な知見が蓄積されていません。HTLV-1 自体が命名されて 30 年余りしかたっていませんし，感染後 ATL の生涯発症率は男性で 6〜7％，女性で 2〜3％[3]，感染後 ATL 発症までの平均年数が 55 年と言われていますので，針刺しによる HTLV-1 感染者のデータがほとんどないのです。現在の HTLV-1 キャリアは 108 万人（国民の 1％）と推定されていますが[4]，2010（平成 22 年）度から妊婦のスクリーニングの推進によって，今後減少していくことが期待されています。仮に HTLV-1 への感染が確認されても治療法はありません。針刺しした医療従事者がキャリアとなった場合には，これから子どもを産んで育てる年代であれば授乳によって母児感染を起こす可能性があります。医療経済，効率など異なる視点からさまざまな意見があると思いますが，国民の 1％ がキャリアであるという現状では，感染制御，職業感染という視点からはやはり HTLV-1 検査は実施したほうが望ましいと考えられます。献血などの厚生労働省研究班による「HTLV-1 キャリア指導の手引き，2011」[5]には針刺し後 1，3，6 カ月での抗体検査が勧められています。

参考文献
1) Kataoka R, Takehara N, Iwahara Y, et al.：Transmission of HTLV-1 by blood transfusion and its prevention by passive immunization in rabbits. Blood 1990；76(8)：1657-1661.
2) 山野裕二郎，他：針刺し事故により HTLV-1 が感染したと考えられた 1 例．臨血 2003；44：845.
3) Iwanaga M, Watanabe T, Yamaguchi K：Adult T-cell leukemia；a review of epidemiological evidence. Front Microbiol 2012；3：322. doi：10.3389/ fmicrb.2012.00322.
4) 厚生労働省研究班「本邦における HTLV-1 感染及び関連疾患の実態調査と総合対策」（山口一成，研究代表）．平成 21 年度総括報告書，厚生労働科学研究費補助金 新型インフルエンザ等新興・再興感染症研究事業，2010.
5) 厚生労働省研究班「本邦における HTLV-1 感染及び関連疾患の実態調査と総合対策」（山口一成，研究代表）：HTLV-1 キャリア指導の手引き．平成 22 年度厚生科学研究費補助金 新型インフルエンザ等新興・再興感染症研究事業，2011.

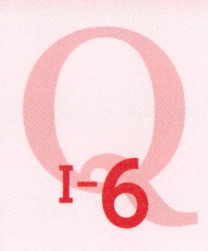

Q I-6 HTLV-1陽性血液の針刺しの対応方針はどうするのでしょうか。ハイリスクの事故の対応について教えてください。

HTLV-1抗体陽性血液に曝露した場合は，フォローアップのHTLV-1抗体検査（曝露時および曝露後1，3，6カ月後）を実施し，感染成立の有無を調べます。曝露量が多いハイリスクの事故であっても同様です。HIVの逆転写酵素阻害剤がHTLV-1の複製を阻害することが実験的に確かめられていますが[1]，ヒトでの予防効果は不明であり，抗ウイルス薬の予防内服は推奨されていません。万が一，抗体価が陽性となり感染が判明した場合は，将来必ずしも成人T細胞白血病（ATL）（キャリアからの生涯発症率は男性で6〜7％，女性で2〜3％）やHTLV-1関連脊髄症（HTLV-1-associated myelopathy：HAM）を発症するわけではありませんので，専門医とよく相談して冷静に対処してください。

参考文献
1) Hill SA, Lloyd PA, McDonald S, et al.：Susceptibility of human T cell leukemia virus type I to nucleoside reverse transcriptase inhibitors. J Infect Dis 2003；188(3)：424-427.

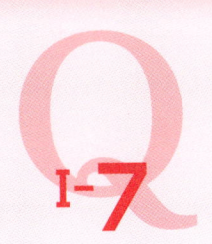

Q I-7 HTLV-1 抗体の検査は，ルーチンの術前検査として必要でしょうか．

A 必要ありません．針刺しでの HTLV-1 感染の成立は極めてまれなことや，HIV や HBV のように針刺し後の有効な感染予防手段（抗ウイルス薬，高力価γグロブリン製剤，ワクチンなど）がないことから，針刺し対策を目的としたルーチンの術前検査に，HTLV-1 検査を加える必要はないと考えられます．周術期に針刺しが発生した場合は，患者の了解を得て HTLV-1 抗体検査を実施し，結果が陽性であれば，受傷者も検査を実施します．

参考文献

1) Kataoka R, Takehara N, Iwahara Y, et al.：Transmission of HTLV-1 by blood transfusion and its prevention by passive immunization in rabbits. Blood 1990；76(8)：1657-1661.
2) 山野裕二郎，他：針刺し事故により HTLV-1 が感染したと考えられた 1 例．臨血 2003；44：845.
3) Iwanaga M, Watanabe T, Yamaguchi K：Adult T-cell leukemia；a review of epidemiological evidence. Front Microbiol 2012；3：322. doi：10.3389/ fmicrb.2012.00322.
4) 厚生労働省研究班「本邦における HTLV-1 感染及び関連疾患の実態調査と総合対策」（山口一成，研究代表）．平成 21 年度総括報告書，厚生労働科学研究費補助金　新型インフルエンザ等新興・再興感染症研究事業，2010.
5) 厚生労働省研究班「本邦における HTLV-1 感染及び関連疾患の実態調査と総合対策」（山口一成，研究代表）：HTLV-1 キャリア指導の手引き．平成 22 年度厚生科学研究費補助金　新型インフルエンザ等新興・再興感染症研究事業，2011.
6) Hill SA, Lloyd PA, McDonald S, et al.：Susceptibility of human T cell leukemia virus type I to nucleoside reverse transcriptase inhibitors. J Infect Dis 2003；188(3)：424-427.

Q I-8

針刺し・切創，皮膚・粘膜曝露事例の抗体検査で，患者（相手）の採血の結果が陰性であった場合，ウインドウピリオドのことも考え，時期を置いて再検査をする必要があるでしょうか。

ウインドウピリオドとは，感染が成立してから検査で判定できるようになるまでの期間，あるいは感染が成立しているのに検査結果が陰性になってしまう感染直後の一定期間を指します。海外での報告によると，HCV 感染でのウインドウピリオドは HCV 抗体検査では約 82 日，核酸増幅検査（nucleic acid amplification test：NAT）でも 23 日と言われています。HBV 感染でのウインドウピリオドは HBs 抗原検査で 59 日，NAT で 34 日です。

針刺し発生時点では検査結果は陰性でも，感染させる可能性がある期間は存在します。また感染症検査には，ウインドウピリオド以外にも検査精度の限界を表す「感度」「特異度」の問題もあります。検査結果を不確実にする要因はほかにもありますので，感染症検査で陰性であっても感染症の存在を完全に否定することはできません。通常はウインドウピリオドを想定した曝露源患者の再検査が行われることは少ないと思われますが，最近の生活歴や輸血歴などから肝炎ウイルスや HIV に曝露した可能性が疑われる場合は，時期を置いて再検査するケースもありえます。その際は，Q I-2 に示した「曝露源が特定できない場合」に準じた対応になるかと思いますので，被曝露者（職員）のベースライン検査は行っておくべきでしょう。被曝露者の定期的な追跡検査を行うかは施設によってばらつきがあると思われます。曝露源の検査が陰性の場合に労災の対象にならないなどの事情も影響しています。曝露源患者の採血結果によらず一律に 6 カ月までフォローアップするという施設から，結果が陰性の場合は特に施設としてのフォローアップを行わないとの立場を取る施設まであるのが実情と思われます。

参考文献

1) 菅野みゆき：血液・体液曝露による感染防止．感染管理 QUESTION BOX2―標準予防策と感染経路別予防策 職業感染対策（廣瀬千也子・監，大友陽子，一木薫・編），中山書店，東京，pp107-122, 2009.
2) 藤田烈：あなたもやっているかもしれない！ すぐできる！ 感染対策カン違い総チェック．Smart nurse 2009；11(8)：10-36.
3) 藤田烈：いまさら聞けない感染対策の常識完全版（INFECTION CONTROL 2007 秋季増刊），メディカ出版，大阪，pp138-143, 2007.

Q1-9

梅毒陽性患者からの針刺しの場合の対応については，針刺し直後・1カ月後・3カ月後に採血を行い，経過観察をしています。講演などで医療者の針刺しによる感染例はなく，このような対策は不要だということを聞いたのですが，どうでしょうか。

A

確かに梅毒血性反応陽性血液の針刺しによる感染の可能性は極めて低いとされており，梅毒陽性患者の針刺し後の定期的フォローアップをしないとしている施設もあります。しかし，実際に針刺しによる梅毒感染が疑われる例が報告されており[5]，感染の危険は完全にゼロではないわけです。対応は各施設の方針にもよると思いますが，針刺し事例として特にフォローアップをしない方針の場合は，十分説明した上で当事者の考えも尊重して予防的な抗菌薬の投与や検査計画について選択してもらうなどの配慮が必要と考えます。梅毒血清反応のスクリーニング検査には，非トレポネーマ抗原である脂質抗原を用いたSTS (serologic test for syphilis) 法 (ガラス板法，RPR (rapid plasma reagin) 法など) と，梅毒トレポネーマ (*Treponema pallidum*：TP) そのものを抗原として用いたTP法 (TPHA (*Treponema pallidum* hemagglutination) 法，FTA-ABS (fluorescent treponemal antibody-absorption test) 法など) があり，これらの組み合わせで感染性を評価します。TPHA法は感染初期では鋭敏度が低いのでFTA-ABS法によるIgM抗体検査で確認します。予防的な抗菌薬投与でさらに感染リスクを下げることも可能です。

参考文献

1) 国公立大学附属病院感染対策協議会 編：針刺し・切創，皮膚・粘膜曝露対策. 病院感染対策ガイドライン，改訂第2版. じほう，東京，pp200-212, 2015.
2) 菅野みゆき：血液・体液曝露による感染防止. 感染管理QUESTION BOX2 ―標準予防策と感染経路別予防策 職業感染対策 (廣瀬千也子・監，大友陽子，一木薫・編)，中山書店，東京，pp107-122, 2009.
3) 中山周一：感染症の話，梅毒. IDWR (2001年第49週掲載) 2001. http://idsc.nih.go.jp/idwr/kansen/k01_g3/k01_49/k01_49.html
4) 青木眞：レジデントのための感染症診療マニュアル，第2版. 医学書院，東京，pp947-959, 2008.
5) Franco A, Aprea L, Dell'Isola C, et al.：Clinical case of seroconversion for syphilis following a needlestick injury: why not take a prophylaxis? Infez Med 2007；15 (3)：187-190.

Q I-10

ペン型インスリンの使用後に針のカートリッジ側の穿刺針で刺傷した場合でも，患者汚染針と同様の対応が必要でしょうか。

必要です。注射後，針を抜き終わるまで，注入ボタンを押したままの状態を保っていないと，インスリンカートリッジ内に血液が混入することがあります。その場合，カートリッジ側の穿刺針も血液で汚染されます。

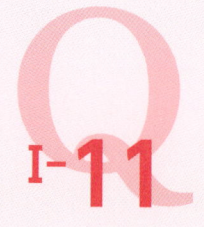

Q I-11

患者の感染症の検査履歴はどれくらい前までを有効とするのが望ましいのでしょうか。血液・体液曝露事例の対応時，当院では過去1年間を有効として取り決めていますが，根拠が不明で不安です。

針刺し・切創，皮膚・粘膜曝露が発生した際には，曝露源のその時点での感染性（HBV，HCV，HIV）を確認するという原則が望ましいと思われます。ご質問のように「過去1年以内の感染症検査結果で十分かどうか」という問題は，過去1カ月以内の結果でも，過去3カ月以内の結果でも100％の保証はされないという点で変わりありません。過去の一定期間の検査結果を有効とする施設でも，その間に輸血歴・手術歴，透析，性感染症のリスクが高い場合などには検査を実施すると定めているところもあります。業務上の感染はその後の労災認定にもかかわる問題ですので，少しでも安全を期すためには血液・体液曝露があった時点の感染症を確認するという原則が望ましいと思われます。

Q I-12 クロイツフェルト・ヤコブ病疑いの患者の髄液に触れました。どのような対応が必要ですか。

皮膚が汚染された場合は，直ちに石けんと流水で十分洗浄します。注射針・メスによる刺創，切創の場合は，直ちに流水で十分洗浄します。口腔内の場合は，水でうがいします。眼の場合は，直ちに水または生理食塩液で洗眼します。

参考文献
1) 国公立大学附属病院感染対策協議会 編：針刺し・切創，皮膚・粘膜曝露対策．病院感染対策ガイドライン，改訂第2版．じほう，東京，pp200-212, 2015.

Q I-13 針刺し・切創，皮膚・粘膜曝露などエピネット（EPINet™）を使用している施設も多いと思いますが，真の発生件数のうち，どのくらいが報告されているのか自信がありません。真の発生件数を推測する方法があれば教えてください。

日本における針刺しの報告率は20％程度と言われており，エイズ拠点病院延べ608施設から15,119件（解析可能データは11,798件）の針刺し切創データによると，入院HCV罹患率を指標として損傷の報告率を推定した結果，1998（平成10）年は16～22％と推定されています。

参考文献
1) HIV感染症に関する臨床研究，針刺し事故の現状と対策：1996～1998年（3年間）のエイズ拠点病院における針刺し・切創事故調査結果．平成11年度厚生科学研究費補助金 エイズ対策研究事業, 2000.
2) 木戸内清：針刺しサーベイランス．セーフティマネジメントのための針刺し対策A To Z [INFECTION CONTROL 2002増刊]（木村哲 監，木戸内清 編），メディカ出版，大阪，pp229-235, 2002.

Q I-14

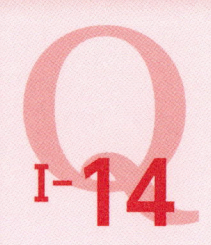

安全器材を導入しようとしています。安全器材導入で針刺しが減ったという報告やそれによって病院側が受ける経済的恩恵について，管理者側を説得できる資料があったら教えてください。

A

　エイズ拠点病院延べ608施設から15,119件（解析可能データは11,798件）の針刺し切創データを集積した結果，「針刺し損傷防止機構のついた鋭利器材（安全器材）の導入によって，針刺し損傷が1/10に減少していた」という報告がされています。また，針刺し事故が発生した場合には，受傷者の血液検査などフォローアップが必要になってくる場合があり，それに要する費用として，1件当たり5万～10万円という報告があります。さらに状況によっては，高力価の抗HBsヒト免疫グロブリン（HBIG）やHBVワクチン，HIVの予防投薬など，治療が開始される場合には，別途費用がかかってきます。

参考文献

1) HIV感染症に関する臨床研究，針刺し事故の現状と対策：1996～1998年（3年間）のエイズ拠点病院における針刺し・切創事故調査結果．平成11年度厚生科学研究費補助金 エイズ対策研究事業，2000.
2) 浦野美恵子，矢野邦夫，脇慎治，他：県西部浜松医療センター医療従事者における針刺し切創事故に関するサーベイランスとコスト試算．環境感染 1997；12（2）：94-98.
3) 島崎豊：針刺し事故とコスト．INFECT CONTROL 1999；8（10）：38-41.
4) 日本医療機能評価機構認定病院患者安全推進協議会 編：感染管理に関するツール集 2009年度版．患者安全推進ジャーナル別冊．日本医療機能評価機構，2009.

II

B型肝炎

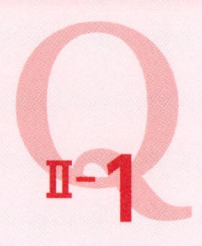

Q II-1 B型肝炎ワクチンは必要ですか。HBs抗体検査は、事務職員を含めてどのような職種や部署に実施すべきでしょうか。

　直接患者の医療・ケアに携わる職種や患者の血液・体液に接触する可能性のある職種に対して，HBs抗体検査を行い，陰性者にはB型肝炎ワクチンを接種することが望ましいと考えられます。具体的には，医師，歯科医師，看護師，臨床検査技師，薬剤師，理学療法士，作業療法士，言語療法士，歯科衛生士，視能訓練士，放射線技師，臨床工学技士およびこれらの業務補助者，清掃業務従事者，洗濯・クリーニング業務従事者，給食業務従事者，患者の誘導や窓口業務にあたる事務職員やボランティアなどが該当します。

　針刺し・切創などのB型肝炎ウイルス（hepatitis B virus：HBV）曝露による感染率は約30％と言われていますが，経皮的曝露歴のない者にもHBV感染が生じた報告があります。HBVは，環境表面の乾燥血液の中で1週間は生き続けると言われており，皮膚の傷（引っかき傷，擦り傷，火傷など）や粘膜からの感染が考えられます。知らないうちに，小さな手の傷を通して感染する可能性もあります。したがって，血液・体液が存在する環境で働く医療従事者には，B型肝炎ワクチン接種による予防が必要となります。病院によっては，清掃業務従事者や看護補助者などを外部委託しているところもありますので，抗体検査やワクチン接種などの職業感染対策を含んだ契約を行う必要があります。

　最近では，HBVは性感染症としての報告が多くなっており，医療従事者だけでなく，ユニバーサルワクチンとして，一般の人にも接種が推奨されるようになっています。

参考文献
1) 国公立大学附属病院感染対策協議会 編：針刺し・切創，皮膚・粘膜曝露対策．病院感染対策ガイドライン，改訂第2版．じほう，東京，pp200-212, 2015.
2) 日本環境感染学会ワクチンに関するガイドライン改訂委員会：医療関係者のためのワクチンガイドライン，第2版．日環境感染会誌 2014；29（Supplement Ⅲ）：S1-S14.

Q II-2 B型肝炎ワクチン接種後の効果持続期間はどれくらいでしょうか。追加接種はどのような時に必要になりますか。

A

　新生児期にB型肝炎ワクチンを接種した人は長期（15年以上）効果の持続することが報告されていますが[1]，日本のように成人になってから予防接種した場合にどの程度効果が持続するのかの十分なエビデンスはありません。

　1シリーズ（合計3回接種）で抗体陽性とならなかった場合は，2シリーズ目の追加接種を考慮してください。"B型肝炎-4"にあるように，一度HBs抗体が陽性（10 mIU/mL以上）になった後に陰性化した場合，追加接種は必須ではありませんが[2,3]，エビデンスは十分ではなく，今後の検討が必要です。

参考文献

1) Ni YH, Huang LM, Chang MH, et al.：Two decades of universal hepatitis B vaccination in Taiwan; impact and implication for future strategies. Gastroenterology 2007；132(4)：1287-1293.
2) U.S. Public Health Service：Updated U.S. public health service guidelines for the management of occupational exposures to HBV, HCV, and HIV and recommendations for postexposure prophylaxis. MMWR Recomm Rep 2001；50(RR-11)：1-52.
3) European Consensus Group on Hepatitis B Immunity：Are booster immunisations needed for lifelong hepatitis B immunity? Lancet 2000；355(9203)：561-565.

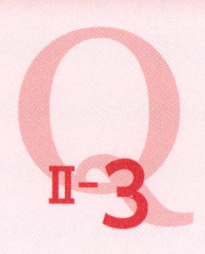

Q II-3 B型肝炎ワクチン接種後に抗体価が上昇しません。1シリーズ以上追加接種する必要がないとも聞きますが，抗体価上昇のない理由と感染への危険性を教えてください。

　ワクチン接種は初回，1カ月後，5〜6カ月後の3回をもって1シリーズとし，接種者の約85〜95％が抗体を獲得します。1シリーズで抗体価が上昇しない場合，さらに1シリーズの追加接種が推奨され，2回目のシリーズでは，30〜50％に抗体価上昇がみられます。高齢者はワクチン接種後の抗体価上昇が低い傾向はありますが，陽転率は20歳代と同じです。ワクチンに反応しない原因として，①ワクチン自体や接種手技の問題，②ワクチンを接種される受け手の問題，③原因不明，があります。①では，ワクチンの接種量不足などが考えられ，②では，免疫システムがワクチンを抗原として認識しない，あるいは認識しても抗体が産生されない場合があります。予防接種時に，免疫グロブリン投与，副腎皮質ホルモンなどの免疫抑制剤投与，さらに免疫抑制状態を招くような基礎疾患も要因と考えられます。③は，ワクチン自体や接種方法，またワクチンを受けた側にも問題がないのにワクチンの効果がない場合で，原因がはっきりしません。

　B型肝炎ワクチンは現在2種類が使われており，抗体価が上昇しない場合，B型肝炎ワクチンの種類を変えてみるのも一策と思われます。ただ，どうしても抗体価が上昇しない場合もあり，B型肝炎ワクチンでは，全接種者の10％程度の不応答者もしくは低応答者がみられます。ワクチンによって免疫が獲得できない場合，獲得者に比べて感染の危険がより高い可能性がありますので，"針刺し"などでHBV感染が危惧される場合は，高力価抗HBsヒト免疫グロブリン（HBIG）投与やB型肝炎ワクチン接種を行い，肝機能の経過を追う必要があります。

参考文献
1) 国公立大学附属病院感染対策協議会 編：針刺し・切創，皮膚・粘膜曝露対策．病院感染対策ガイドライン，改訂第2版．じほう，東京，pp200-212, 2015.
2) 日本環境感染学会ワクチン接種プログラム作成委員会：院内感染対策としてのワクチンガイドライン，第1版．日環境感染会誌 2009；24(3) (Suppl)：S1-S11.

Q II-4

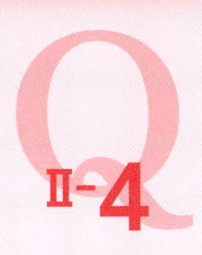

毎年の職員健診でHBs抗体を測定しています。陽性者にも，毎年HBs抗体価検査は必要でしょうか。また，抗体価が徐々に低下しますが，陰性化した場合はB型肝炎ワクチンを再接種すべきでしょうか。

B型肝炎ワクチン接種後に，抗体価上昇（10 mIU/mL以上）が確認されれば，抗体価が低下してもワクチン追加接種は必須ではありません。したがって，追加のワクチン接種を行わない方針であれば，一度HBs抗体が陽性となった人に対し，HBs抗体価を定期的に測定する必要性は少ないと言えます。ワクチン接種でHBs抗体が陽性化した医療従事者のうち約30％は陰性化しますが，一度抗体が陽性化（10 mIU/mL以上）すれば，その後抗体価が低下しても免疫は残るとされており，欧米では追加接種は不要とされています[1,2]。

しかしながら免疫不全のない成人のHBs抗体低下時のワクチン追加接種の必要性に関してはエビデンスの集積が十分とは言えず，今後の検討が必要です。

参考文献

1) U.S. Public Health Service：Updated U.S. public health service guidelines for the management of occupational exposures to HBV, HCV, and HIV and recommendations for postexposure prophylaxis. MMWR Recomm Rep 2001；50(RR-11)：1-52.
2) European Consensus Group on Hepatitis B Immunity：Are booster immunisations needed for lifelong hepatitis B immunity? Lancet 2000；355(9203)：561-565.

Q II-5

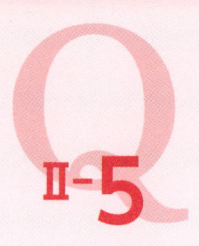

HBs抗体陽性後に陰性化した職員において，HBs抗原陽性の針刺し・切創が生じた場合，抗HBsヒト免疫グロブリン（HBIG）投与は必要でしょうか。

A

　B型肝炎ワクチン接種者で過去にHBs抗体陽性が確認できる場合は，その後HBs抗体が陰性化しても新たに侵入したHBs抗原により速やかにブースターがかかり，感染を防御できます。したがって，抗HBsヒト免疫グロブリン（HBIG）は不要とされています。一方，曝露源のウイルス量が多ければ，抗体量が十分でないと感染を防御できないためHBIGは必要という考えもあり，考え方は定まっていません。

参考文献

1) Beltrami EM, Williams IT, Shapiro CN, et al.：Risk and management of blood-borne infections in health care workers. Clin Microbiol Rev 2000；13(3)：385-407.
2) U.S. Public Health Service：Updated U.S. Public Health Service Guidelines for the Management of Occupational Exposures to HBV, HCV, and HIV and Recommendations for Postexposure Prophylaxis. MMWR Recomm Rep 2001；50(RR-11)：1-52.

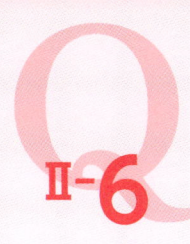

Q II-6 HBs抗原陽性血液による針刺し・血液曝露の場合の抗HBsヒト免疫グロブリン（HBIG）とHBワクチンの接種の方法を教えてください。

被曝露者がHBs抗原，HBs抗体のいずれもが陰性の場合は，24時間（遅くとも48時間）以内に抗HBsヒト免疫グロブリン（HBIG）とB型肝炎ワクチンの接種を行い，1カ月後および3～6カ月後にB型肝炎ワクチンを追加接種します。

被曝露者が，B型肝炎ワクチン接種後でHBs抗体が陽転化していない場合は，HBs抗体を測定します。陰性であればHBIG投与とB型肝炎ワクチンの追加接種が必要です。過去2度のワクチンシリーズの接種後でもHBs抗体陰性の場合は，曝露直後と1カ月後の2回のHBIG投与が推奨されます。被曝露者がHBs抗原，HBs抗体のいずれかが陽性であれば，予防処置は不要です。

参考文献
1) 国公立大学附属病院感染対策協議会 編：針刺し・切創，皮膚・粘膜曝露対策．病院感染対策ガイドライン，改訂第2版．じほう，東京，pp200-212, 2015.
2) U.S. Public Health Service：Updated U.S. public health service guidelines for the management of occupational exposures to HBV, HCV, and HIV and recommendations for postexposure prophylaxis. MMWR Recomm Rep 2001；50(RR-11)：1-52.

Q II-7

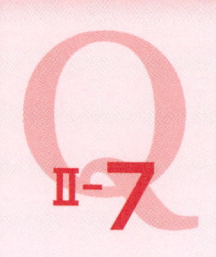

HBs抗体陰性のスタッフに長期間（1カ月以上）放置された汚染源（患者）不明の針刺しがありました。針には肉眼的に血液付着も認めませんでした。このような場合，感染性はあるのでしょうか。また，抗HBsヒト免疫グロブリン（HBIG）を投与すべきでしょうか。

A

　曝露源不明の針刺し・切創においては，リスクに応じてHBVやヒト免疫不全ウイルス（human immunodeficiency virus：HIV）に関する曝露後予防策を実施するかを決定する必要があり，一般的には医療従事者の労働安全の観点から曝露後予防策は実施される場合が多いと考えます。しかし，質問されたような場合はHBIGを投与するべきか，非常に難しい問題です。

　HBVは環境表面においても安定であり，少なくとも7日間は乾燥した血液の中で感染力を維持します。また，HBVは感染力が強く，肉眼的に血液を確認できなくでも環境表面に $10^2 \sim 10^3$ virions/mLの濃度で存在すれば，感染が成立する可能性があります。HBVに感染した医療従事者の多くが，針刺し・切創のような経皮的損傷を自覚していないという報告もあります。曝露源となった鋭利器材の放置期間が十分長いと判断されるのであれば，受傷者の意向も踏まえて，曝露後定期検査による経過観察を前提にHBIGや抗レトロウイルス薬投与を差し控えるという選択肢は十分に合理的です。大原則として，医療現場における鋭利器材の慎重な取り扱いが求められます。医療従事者が受傷するような状態で，鋭利器材が放置されるなどは，許されることではありません。また，すべての医療従事者がB型肝炎ワクチンを接種すべきであり，HBs抗体陽性であることが望ましいことは言うまでもありません。

参考文献

1) European Consensus Group on Hepatitis B Immunity：Are booster immunisations needed for lifelong hepatitis B immunity? Lancet 2000；355(9203)：561-565.

Q II-8

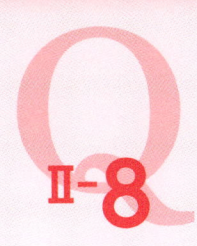

針刺し・切創が発生した場合，曝露源（患者）のHBs抗原の有無を確認しています。どれくらい前のHBs抗原検査結果まで信用してもよいのでしょうか。検査後に，手術や輸血をした場合，再検査が必要でしょうか。

A

　以前の検査結果は，現在の感染状況を反映していないので，100％の保証がありません。原則として，発生時に曝露源（患者）のHBs抗原検査を行うことを推奨します。曝露源が患者であったという前提であれば，「どのくらい前の結果まで？」という質問は「個々の患者がどれくらい感染の機会があったか？」という質問に置き換えることができます。日本では，HBVの感染ルートとして輸血が減少し性交渉が半数以上を占めています[1,2]。米国では，輸血や医療関連の原因が感染ルートに占める割合が数％なのに比して，性交渉や麻薬使用などが数十％，さらに半数以上は感染源が不明です[3]。したがって，日常生活でのリスクも多く存在する状況で，医療行為にのみ着目して，再検査の必要性を検討するのは難しいと言えます。手術や輸血歴がある場合は，針刺し・切創発生時に検査する必要性がさらに高くなります。

参考文献

1) B型肝炎（2006年7月現在）．IASR（No.319）2006；27（9）：217-218. http://idsc.nih.go.jp/iasr/27/319/tpc319-j.html
2) 菅内文中，溝上雅史：我国における急性B型肝炎の最近の動向．肝臓 2006；47（9）：419-424.
3) Centers for Disease Control and Prevention：Viral Hepatitis Surveillance Program. MMWR 2003；58.

Q II-9

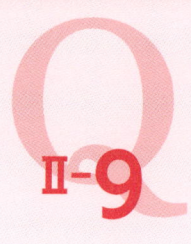

HBs抗原陰性，HBs抗体陽性の患者に用いた針など鋭利器材で針刺し・切創，皮膚・粘膜曝露を起こした場合，どのように対処すべきでしょうか。

A

　針刺し・切創，皮膚・粘膜曝露の発生時は，HBVのみを考慮すればよいわけではないので，針刺し・切創，皮膚・粘膜曝露が発生した場合のマニュアルに従い対処する必要があります。「針刺し・切創，皮膚・粘膜曝露」のQ I-1を参照してください。また，病院ごとの規定に則って病院（労務災害担当者など）への届け出は必要です。このケースでは，HBVに関しては感染成立の可能性は極めて低く，被曝露者が免疫不全でない限り，血液検査以外の緊急処置は必要ないと考えます。

参考文献

1) 国公立大学附属病院感染対策協議会 編：針刺し・切創，皮膚・粘膜曝露対策. 病院感染対策ガイドライン，改訂第2版. じほう，東京，pp200-212, 2015.

Q II-10

HBVもしくはHCV陽性の患者の手術において，ゴーグルを着けない医師がいます。眼から感染を起こした事例や統計的資料などがあったら教えてください。

A

　報告数としては多くありませんが，眼球結膜に飛散した血液で感染した報告があります。C型肝炎ウイルス（hepatitis C virus：HCV）は，HBVに比べ感染率は1/10と低いのですが，文献1のように感染した事例があります。HBVはワクチン接種により抗体を獲得し予防できますが，HCVはワクチンにて予防ができないので，曝露を防ぐことで予防するしかありません。そもそも手術時など血液・体液が飛散して結膜を汚染する可能性がある医療行為を行う場合は，標準予防策としてゴーグルやフェイスシールドを用いるべきであり，「ゴーグルを着ける，着けない」という議論にならないように，肝炎ウイルス陽性の有無にかかわらず日頃から着用を徹底すべきです。

参考文献

1) Hosoglu S, Celen MK, Akalin S, et al.：Transmission of hepatitis C by blood splash into conjunctiva in a nurse. Am J Infect Control, 2003；31(8)：502-504.

III

C型肝炎

Ⅲ-1 HCV抗体陽性血液による針刺し時の感染率はどのくらいでしょうか。その場合，有効な予防法はあるのでしょうか。

　針刺し時の状況および血液曝露の程度によってC型肝炎ウイルス（hepatitis C virus：HCV）の感染率は異なります。C型肝炎診療ガイドラインによると1.8％程度と示されていますが，最近の日本やイタリアからの報告ではより低い感染率が報告されています。予防法としては，針刺し後は直ちに受傷部位を大量の流水と石けんで洗い流すことが不可欠で，迅速な初期対応が重要です。

参考文献

1) 「C型肝炎の診療ガイドライン策定について」に関する研究班 編：C型肝炎診療ガイドライン．厚生労働科学特別研究事業，医学書院，東京，2007．
2) 日本肝臓学会 編：慢性肝炎診療のためのガイドライン．日本肝臓学会，東京，2007．
3) Maheshwari A, Ray S, Thuluvath PJ：Acute hepatitis C. Lancet 2008；372 (9635)：321-332．
4) Chung H, Kudo M, Kumada T, et al.：Risk of HCV transmission after needlestick injury, and the efficacy of short-duration interferon administration to prevent HCV transmission to medical personnel. J Gastroenterol 2003；38 (9)：877-879．
5) De Carli G, Puro V, Ippolito G；Studio Italiano Rischio Occupazionale da HIV Group：Risk of hepatitis C virus transmission follwing percutaneous exposure in healthcare workers. Infection 2003；31 (Suppl 2)：22-27．

Q III-2 針刺しの場合，HCV の感染は予防できないと説明しました。職員はとても不安に感じていますが，どのように説明すればよいのでしょうか。

HCV の針刺しでは，感染を予防できないのは事実です。しかし，HCV に感染しても，早期治療にて治癒する確率が高いと報告されています。したがって，その旨を説明すればよいと思います。早期に感染を確認するために，受傷後，1カ月後，3カ月後，6カ月後，1年後に血液検査〔HCV 抗体価，AST (aspartate transaminase)，ALT (alanine transaminase)〕にて厳重に経過を追う必要があります。受傷直後の的確な対応は重要です。また，無症状でも慢性肝炎に移行する可能性がありますので注意が必要です。

参考文献
1) 国公立大学附属病院感染対策協議会 編：針刺し・切創，皮膚・粘膜曝露対策. 病院感染対策ガイドライン，改訂第 2 版. じほう，東京，pp200-212, 2015.

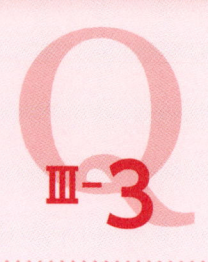

Q III-3 HCV抗体陽性患者の採血時に針刺しを起こしました。インターフェロン療法の有効性について教えてください。

A

　HCV抗体陽性検体の針刺し直後にインターフェロンやリバビリンなど抗ウイルス薬の予防投薬を行っても，効果は認められないと言われています[1]。

　理由として，①HCV感染を予防するために，針刺し直後のインターフェロンなどの抗ウイルス療法の有効性が評価されていない[2~4]，②インターフェロンが有効に作用するには，感染の成立が必要である[2~4]，が挙げられます。また，HCVの針刺し直後に，短期間のインターフェロン療法を行っても，HCV感染を抑制できなかったとの報告もあります[5]。

　しかし，HCV感染の比較的早期にインターフェロンなどの抗ウイルス療法を行うと，高率に慢性化を抑制できますので，針刺し後には定期的に検査し，早期にHCV感染を確認することが重要です[2,3]。文献6に複数の報告の治療成績がまとめられています。

参考文献

1) 国公立大学附属病院感染対策協議会 編：針刺し・切創，皮膚・粘膜曝露対策．病院感染対策ガイドライン，改訂第2版．じほう，東京，pp200-212, 2015.
2) Recommendations for prevention and control of hepatitis C virus (HCV) infection and HCV-related chronic disease. Centers for Disease Control and Prevention. MMWR Recomm Rep 1998；47(RR19)：1-39.
3) 矢野邦夫 訳：HBV，HCV，HIVの職業上曝露への対応と曝露後予防のためのCDCガイドライン．インフェクションコントロール 編，メディカ出版，大阪，pp23-26, 2001.
4) Sulkowski MS, Ray SC, Thomas DL：Needlestick transmission of hepatitis C. JAMA 2002；287(18)：2406-2413.
5) 鄭浩柄, 他：C型肝炎針刺傷直後のIFN投与の有効性．日臨 2004；62(増刊号)：315-318.
6) Maheshwari A, Ray S, Thuluvath PJ：Acute hepatitis C. Lancet 2008；372(9635)：321-332.

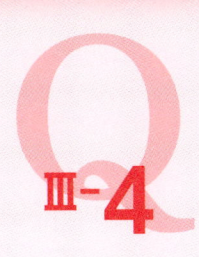

Q III-4 C型肝炎ウイルス（HCV）抗体陽性患者の採血時に針刺しを起こしたスタッフからHCV-RNAが同定されました。抗ウイルス薬投与で感染の慢性化を防げるのでしょうか。

針刺し後にHCV-RNAが陽転化した場合は，C型急性肝炎の治療としてインターフェロン療法を考慮します（国公立大学附属病院感染対策協議会ガイドライン：A-Ⅲ）[1]。その理由は，HCVの針刺し後の経過観察中にHCV-RNAが陽転化しC型急性肝炎を発症した場合，インターフェロンなどの抗ウイルス療法を行えば，SVR (sustained virological response) 率が61%（25～100%）〔無治療では26%（16～50%）〕を示し，慢性化を30～40%減少させることができます[2~6]。

しかし，C型急性肝炎に対する抗ウイルス療法の最適な開始時期，投与方法および投与期間については，明確なエビデンスはありません。最新の米国肝臓病学会のガイドラインでは，C型急性肝炎の治療は発症後8～12週の開始がよいとされています[2]。その根拠としては以下の理由が挙げられます。

① C型急性肝炎患者10～25%では12週以内にウイルスが自然に消失し[2~8]，黄疸などの症状を伴う患者では50%以上に自然消失がみられます[2,4,6]。一方，日本では30～40%が自然消失すると報告されています[9]。したがって，自然に治癒する患者の急性期治療は，インターフェロンなどの副作用を与えるだけになる可能性があります[2~8]。
② インターフェロン療法の開始を2～4カ月間遅らせても，治療成績は低下しないと報告されています[2,6]。また，HCVが自然消失しなかった患者に対し，発症から3～6カ月後に治療を開始した場合のSVR率は81%です[2]。
③ C型急性肝炎発症後8～12週にペグインターフェロンα-2b療法を開始し，これを12週間行うとSVR率は90%を超え，20週目の開始ではSVR率は76%に低下します[2]。また，高いウイルス量を示すgenotype 1感染者には，早期の治療開始が望ましいようです[2]。

インターフェロン単独療法とインターフェロン＋リバビリン併用療法で治療成績に差はなく，リバビリン併用の有効性は確認されておらず，現時点ではインターフェロンまたはペグインターフェロン単独療法が妥当と考えられます[2]。インターフェロン投与期間は明確ではありませんが，最低12～24週が妥当とされています[2]。

したがって，現時点では，C型急性肝炎を発症した場合は，8週間は経過観察を行い，8週目にHCV-RNAが陽性であれば，専門医に相談して12週目までにインターフェロン単独療法を開始するのがよいと考えられます[1]。

参考文献
1) 国公立大学附属病院感染対策協議会 編：針刺し・切創，皮膚・粘膜曝露対策. 病院感染対策ガイドライン，改訂第2版. じほう，東京，pp200-212, 2015.
2) Ghany MG, Strader DB, Thomas DL, et al.：AASLD practice guidelines：Diagnosis, management, and treatment of hepatitis C; an update. Hepatology 2009；49(4)：1335-1374.

3) Quin JW : Interferon therapy for acute hepatitis C viral infection--a review by meta-analysis. Aust N Z J Med 1997 ; 27(5) : 611-618.
4) Vogel W : Treatment of acute hepatitis C virus infection. J Hepatol 1999 ; 31 (Suppl 1) : 189-192.
5) Jaeckel E, Cornberg M, Wedemeyer H, et al. ; German Acute Hepatitis C Therapy Group : Treatment of acute hepatitis C with interferon alfa-2b. N Engl J Med 2001 ; 345 (20) : 1452-1457.
6) Alberti A, Boccato S, Vario A, et al. : Therapy of acute hepatitis C. Hepatology 2002 ; 36(5 Suppl 1) : S195-S200.
7) Sulkowski MS, Ray SC, Thomas DL, et al. : Needlestick transmission of hepatitis C. JAMA 2002 ; 287(18) : 2406-2413.
8) 矢野邦夫 訳：HBV，HCV，HIV の職業上曝露への対応と曝露後予防のための CDC ガイドライン．インフェクションコントロール 編，メディカ出版，大阪，pp23-26, 2001.
9) 日本肝臓学会 編：慢性肝炎の治療ガイドライン．日本肝臓学会，東京，2007.

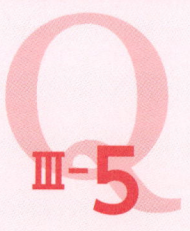

Q III-5

針を廃棄する際，針廃棄容器中の曝露源不明の針で，針刺しをしました。被曝露者は HBs 抗体陽性です。針刺し後の対処は C 型肝炎に準じて実施してよいでしょうか。

A

　HCV に準じてフォローすることはもちろん必要ですが，ヒト免疫不全ウイルス（human immunodeficiency virus：HIV）についても考慮する必要があります。曝露源不明の場合や，患者が同定できても検査の同意が得られない場合や，検査が不可能の場合は，HBV，HCV 陽性の曝露源として対処します。この場合，被曝露者は HBs 抗体陽性ですので，HCV に準じた対応になります。また，HIV 感染の可能性がある場合は HIV 曝露源として対処する必要があります。

Ⅲ-6

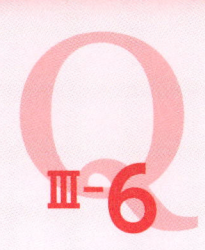

採血時，血液で皮膚の表皮剥離部分が汚染されました。すぐに流水で洗浄しましたが，4時間後に患者がHCV抗体陽性であることが判明しました。どのように対処すればよいのでしょうか。

HCV曝露による針刺しの感染率はCDC（Centers for Disease Control and Prevention）ガイドラインで示された約1.8％が知られていますが，日本（0.2〜0.4％）やイタリア（0.73％）のデータはそれよりも低くなっています。粘膜曝露による感染はまれにありますが，皮膚（傷の有無にかかわらず）への血液曝露による感染は証明されていません。ただし，危険性はゼロとは言えませんので，C型肝炎ウイルスによる血液・体液曝露の対応に準じ，受傷後，1カ月後，3カ月後，6カ月後，1年後に血清学的検査を行い，経過を追ったほうがよいでしょう。

参考文献

1) Maheshwari A, Ray S, Thuluvath PJ：Acute hepatitis C. Lancet 2008；372(9635)：321-332.
2) Chung H, Kudo M, Kumada T, et al.：Risk of HCV transmission after needlestick injury, and the efficacy of short-duration interferon administration to prevent HCV transmission to medical personnel. J Gastroenterol 2003；38(9)：877-879.
3) De Carli G, Puro V, Ippolito G；Studio Italiano Rischio Occupazionale da HIV Group：Risk of hepatitis C virus transmission follwing percutaneous exposure in healthcare workers. Infection 2003；31(Suppl 2)：22-27.

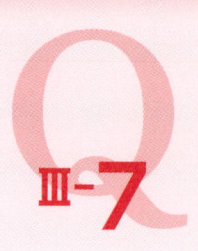

QⅢ-7 HCV抗体陽性血液が眼に入っても，手術中ですぐに対応できない場合，どれくらいの時間までにどのような処置を行えばよいのでしょうか。また，その後の経過観察はどうすればよいのでしょうか。

HCV抗体陽性の血液に限らず血液曝露時の対応として，早急に眼を十分に洗浄することが推奨されます。手術中即応できない時でも，できる限り早く洗浄を行うことをお勧めします。どれくらいの時間まで許されるというようなエビデンスはありません。

HCV曝露では，確立された予防的治療の手段がありません。一般的なHCVによる血液・体液曝露後の対応にて，感染が成立するか経過を追うことになります。国立大学附属病院感染対策協議会『病院感染対策ガイドライン 改訂第2版』では1カ月，3カ月，6カ月，1年後まで追跡調査を推奨しています。

参考文献
1) 国公立大学附属病院感染対策協議会 編：針刺し・切創，皮膚・粘膜曝露対策．病院感染対策ガイドライン，改訂第2版．じほう，東京，pp200-212, 2015.

QⅢ-8 C型肝炎ウイルス曝露後，1カ月，3カ月，6カ月後の経過観察を行っています。1年後まで必要とする文献がありますが，いつまで行えばよいのでしょうか。

HCV曝露汚染後の潜伏期間は1～6カ月ですが，可能であれば1年後までの追跡調査が望ましいと考えられます。

CDCの勧告では，HCV曝露後の経過観察は，HCV抗体およびALTにて4～6カ月後に行います。HCV感染を早期診断したければ，HCV-RNA検査を4～6週間目に施行してもよいとしています。

参考文献
1) 国公立大学附属病院感染対策協議会 編：針刺し・切創，皮膚・粘膜曝露対策．病院感染対策ガイドライン，改訂第2版．じほう，東京，pp200-212, 2015.
2) 鈴木哲郎：感染症の話，C型肝炎．IDWR（2004年第12週掲載），2004.
http://idsc.nih.go.jp/idwr/kansen/k04/k04_12.html
3) 矢野邦夫：針刺し後の対応 継続フォローアップ―対象HBV・HIV・HCVの場合．セーフティマネジメントのための針刺し対策A To Z（木村哲 監，木戸内清 編），メディカ出版，大阪，pp222-225, 2002.

IV
HIV

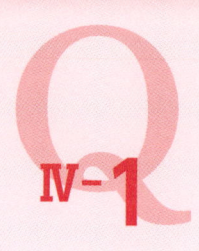

Q IV-1 HIV抗体陽性の患者が入院しました。標準予防策以外に特別に気をつけることはありますか。

　標準予防策の遵守で十分と考えられます。ヒト免疫不全ウイルス (human immunodeficiency virus：HIV) は主として血液，精液，膣分泌液を介して伝播するものであり，医療の場では主に血液を介した感染のリスクを考慮する必要があります。針刺し，観血手技時の粘膜への血液曝露などが問題となりますが，処置の内容に応じた適切な個人防護具 (personal protective equipment：PPE) の装着により，そのリスクを軽減できます。

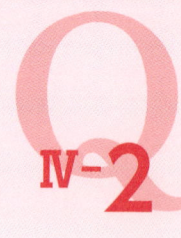

Q IV-2 HIV抗体の検査は，ルーチンの術前検査として必要でしょうか。

　一言では答えられません。各施設の地域性や専門性に応じてルーチン化が必要かどうか個別に検討すべきかと思います。一般に，術中の針刺し・切創，皮膚・粘膜曝露時に，迅速な曝露源のHIV抗体検査と予防投薬を可能とする体制が整備されていれば，必ずしもHIV抗体検査を術前のルーチン検査とする必要はないと考えます。しかしながら，HIV感染患者を多く抱えるエイズ拠点病院では，針刺し・切創，皮膚・粘膜曝露時の対策目的に加えて，潜在的なHIV感染者を早期に発見するために，術前のルーチン検査にHIV抗体検査を組み込んでいる施設もあります。ただし，ルーチン検査にかかるコストは病院負担になります。

　ちなみに，国公立大学附属病院感染対策協議会の2013 (平成25) 年度のアンケート調査では，55施設の国公立大学附属病院の中で26施設 (47%) が，すでにルーチンで術前のHIV抗体検査を実施していました。また，特定の診療科 (例えば産科) に限って，HIV抗体検査をルーチン化している施設もあるようです。なお，術中の針刺し・切創，皮膚・粘膜曝露時の迅速な対応を可能とするために，術前にあらかじめ患者よりHIV抗体検査の同意を取っておくなどの工夫が必要ではないかと考えます。

Q IV-3

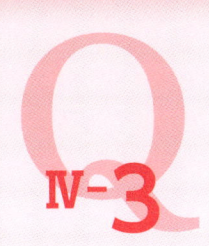

米国のガイドラインにあるように，HIV 抗体検査をすべての症例で行うのは妥当でしょうか。当院では診療科の判断に任せています。すぐに測定できる施設とそうでない施設などで条件も異なると思いますが，費用対効果も含めてどう考えるべきかご教示ください。

A

　まず，米国と日本では状況が異なることを理解する必要があります。米国では，減少傾向にあるとは言え，いまだに年間 5 万人の新規 HIV 感染者が見つかるため，2006（平成 18）年の CDC（Centers for Disease Control and Prevention）のガイドラインでは，すべての医療施設において，受診したすべての患者に HIV のスクリーニング検査を行うことを推奨しています[1]。HIV 感染者の早期発見を目的としたこのスクリーニング検査は，HIV 抗体検査について患者に説明し，拒否されなければ検査するという "opt-out screening" という方法で行われ効果を上げています。

　一方，日本では，医療施設における HIV スクリーニング検査について，ガイドラインなどで統一した見解は示されていません。確かに，日本でも HIV 感染者数は増加傾向にありますが，年間の新規感染者数は約 1,500 人と米国の 1/30 です。そのため，潜在的な HIV 感染者を含め患者が集中している都市部の医療機関を除くと，網羅的な HIV スクリーニング検査による費用対効果はあまり期待できないと思われます。現状では，各医療機関が置かれた状況（地域性や専門性）に応じて，HIV スクリーニング検査の対象患者をどの範囲まで適応するか（疾患別，リスク別，あるいは全症例など），個別に検討していただくことになるかと思います（Q IV-2 参照）。

参考文献

1) Branson BM, Handsfield HH, Lampe MA, et al.；Centers for Disease Control and Prevention (CDC)：Revised recommendations for HIV testing of adults, adolescents, and pregnant women in health-care settings. MMWR Recomm Rep 2006；55 (RR-14)：1-17.

Q IV-4

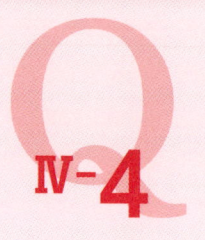

HIV感染者の手術の場合，基本的には標準予防策でよいとしておりますが，感染対策室を含めてスタッフミーティングを行った上で手術に入るほうがよいとの意見があり，そのように対応しています。手術場としての対応マニュアルが別途必要なものか教えてください。

A

　HIV感染者のみに対象を限定したマニュアルは特に必要ないと考えます。標準予防策の基本的な考え方からすれば，すべての体液・血液などはHIVも含め感染の可能性があるものとして対応することになっていますので，全患者に共通のマニュアルで十分対応可能かと思われます。手術室は針刺しなど血液・体液曝露が発生しやすく，また感染性廃棄物の多い場所でもあります。HIV患者に限らず，必要に応じて血液・体液曝露時の対応シミュレーションや感染性廃棄物の取り扱い方法の徹底など，スタッフミーティングで確認することは有効な対策と考えます。

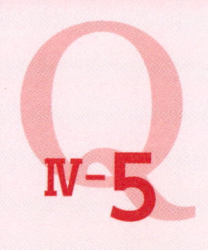

Q IV-5

当院では針刺し・切創，皮膚・粘膜曝露事例発生時に，必ず患者のHIV抗体検査を実施するようにしています。しかし，HIVの感染率は極めて低いため，今後は患者の生活歴や既往歴を考慮し，感染のリスクが低いと判断した場合は，検査を控えてもよいのでしょうか。

A

　本当に患者が感染している可能性が低いのであれば，最初から検査をしないという判断もあります。しかし，昨今のHIV感染者の増加傾向を考慮すると，患者の選別に迷う場面も少なくないと考えられます。近くにHIVの専門家がいれば，意見を求めるのもよいでしょうが，やはり，最終的には被曝露者とよく面談し，本人の希望に添った対応を取るべきかと思います。

参考文献

1) Kuhar DT, Henderson DK, Struble KA, et al.：Updated US Public Health Service guidelines for the management of occupational exposures to human immunodeficiency virus and recommendations for postexposure prophylaxis. Infect Control Hosp Epidemiol 2013；34(9)：875-892.

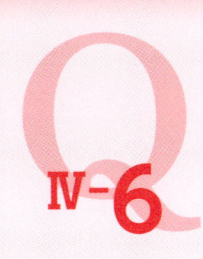

Q IV-6 針刺し・切創,皮膚・粘膜曝露の際,患者のHIV抗体検査の同意が得られない場合の対応について教えてください。

　質問の「患者の同意が得られない」場合には,2つのケースがあるように思います。1つは,意識障害,手術中,精神疾患,小児など本人の意思が確認あるいは判断できない場合と,もう1つは,本人の意思が明らかで,拒否する場合です。本人の意思が確認できない場合は,家族の了解を得て検査を実施するか,それとも「曝露源不明」の扱いとして検査は実施しないという2通りの選択肢が考えられます。前者は,仮にHIV陽性であった場合に告知の問題が生じるため,安易に選択できないと考えます。通常は後者を選択し,被曝露者はHIV専門医とよく相談し,感染リスクに応じて予防内服するかどうかを自己決定することになるかと思います。手術中の曝露の場合は,術後に本人の同意を得てHIV検査を実施すれば,その後の予防内服の継続・中止の判断に役立ちます。また,術前にあらかじめ「術中の針刺し・切創,皮膚・粘膜曝露時のウイルス検査」に対する同意を得ておけば,術中でも迅速な対応が可能となるでしょう。

　一方,本人がHIV検査を拒否する場合は,まず検査の必要性について理解を得るよう説明を試みます。HIV検査を拒否する理由として,①過去のHIV抗体検査の結果が陰性だった,②もし陽性だったら心配で結果を知ったり知られたりするのが嫌だ,③HIV感染のリスクが生じる行動を取っていないので検査する必要はない,などが考えられますが,いずれが拒否の背景にあるのかよく聞き出し,丁寧な説得を試みます。それでも翻意できない場合は,感染の可能性は否定できない,というスタンスで被曝露者へ説明し,予防内服も含め,よく相談して決める必要があるかと思います。曝露部位の洗浄処置とウイルス感染の追跡検査計画についても説明します。しばしば,精神的負担の軽減が問題となりますので,カウンセリングなどのサポートも重要かと思います。

Q IV-7

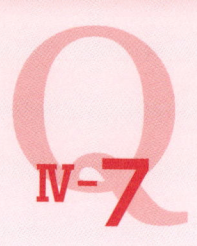

HIV抗体検査については，患者には説明書で説明し承諾書を書いていただいています。職員健診でも検査を実施してほしいと要望があり検討していますが，職員も承諾書が必要でしょうか。

A

　承諾書云々の前に，まず職員健診でのHIV抗体検査の目的や必要性の議論が施設内で十分されているのでしょうか？　要望があっただけで，職員健診で一律に検査を実施するというのは考えものです。施設や職場の何らかの事情で職員健診時のHIV抗体検査を行うのであれば，仮にHIV抗体検査が陽性であった場合，その職員の人権が尊重され不当に扱われない措置とプライバシーの保持が厳重に管理されている内規があることが必要です。

参考文献

1) 木戸内清 編：セーフティマネジメントのための針刺し対策 A To Z. 木村哲 監，メディカ出版，大阪，2002.
2) 森浩子：忘れていませんか？おさらい感染対策. ナーシング・トゥディ 2009；24(10)：16-18.
3) 日本感染症学会 監：院内感染対策講習会 Q & A. 日本感染症学会，東京，2006.
http://www.kansensho.or.jp/sisetunai/kosyu/pdf/qa_all.pdf
4) 労働安全衛生法. http://law.e-gov.go.jp/htmldata/S47/S47HO057.html

Q IV-8

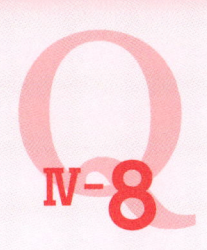

全身麻酔の手術における針刺し・切創，皮膚・粘膜曝露対策として当院では，①小児などを除くほとんどの全身麻酔による手術患者でHIV抗体検査の同意書がとられており，また，②診療科によって例外はありますが，同意書を取っている全患者でHIV抗体検査が実施されています。
上記の①と②の是非についてご意見お願いします

A

　①術前に，針刺し対応のためのHIV抗体検査同意書を取得することは，術中に同意確認ができないことを考慮すれば，むしろ必要なことではないかと思います。
　②同意が得られた患者全員にHIV抗体検査を行うかどうかのコンセンサスは得られていません。針刺し・体液曝露時の対応が目的の場合，HIVの迅速検査が常時可能な体制が整備されていれば，全患者にHIV抗体検査を行う必要はないと考えられます。ただし，日本でもHIV陽性者が増加傾向にあり，医療機関（エイズ拠点病院など）の置かれた状況によっては，潜在的HIV感染者を早期に発見する目的もあって，術前のルーチン検査にHIVを含めることもあります。ただし，そのような目的での検査費用は保険では認められていませんので，病院の経済的負担は増えることになります。

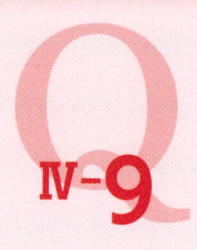

Q IV-9 HIV抗体陽性者の血液による針刺し・切創, 皮膚・粘膜曝露した事例で, 実際にHIVに感染した医療従事者はいるのでしょうか.

A はい, います. HIVの針刺しによる感染率は約0.3%と言われており, 米国では, 2010（平成22）年12月までに57名の医療従事者が職業上の曝露によりHIVに感染しており, そのほかにもさらに143件の事例についてもHIV職業感染の可能性が考えられています[1]. しかし, 曝露後の予防内服など適切な対応が取られるようになってからは, 1999（平成11）年を最後に感染が確認されたケースはありません[1]. 日本では2007（平成19）年3月までの時点で医療従事者のHIV職業感染の報告例はありません. しかしながら, 日本でのHIV感染患者数は増加を続けており, 今後, 一般診療でもHIV感染者に遭遇する機会が増加することが予想されます. そのため, 職業感染事例が起こる前に対策を立てておくことが極めて重要であると思われます.

参考文献

1) Centers for Disease Control and Prevention : Surveillance of Occupationally Acquired HIV/AIDS in Healthcare Personnel, as of December 2010.
http://www.cdc.gov/HAI/organisms/hiv/Surveillance-Occupationally-Acquired-HIV-AIDS.html

Q IV-10 HIV陽性患者の手術中に血液が飛散し眼に入りました。生理食塩水で両眼洗浄して手術を続行し，4時間経過してしまいましたが，どうすればよいのでしょうか。あるいはどうすべきだったのか教えてください。

　血液曝露部位の洗浄後は，できるだけ速やかに抗HIV薬の予防内服を行うことが望まれます。院内のマニュアルに従って，手続きを早急に開始すべきです。米国では2010（平成22）年12月までに職業上の曝露により57名の医療従事者のHIV感染が報告されており，そのうち5名が粘膜曝露にて感染したと推定されています[1]。感染予防の効果を上げるためにはできるだけ早く予防薬を服用するのが望ましく，24～36時間以後では効果が減弱する可能性があります。したがって，血液が飛散し眼に入り4時間経過後の状況では，専門家に相談できれば相談し，相談できない時には妊娠の可能性がなければ，とりあえず第1回目の抗HIV薬を服用することが推奨されます。なお，予防薬剤の選択については，最近改訂された米国公衆衛生局（United States Public Health Service：PHS）のガイドライン[2]や，国立国際医療センターエイズ治療・研究開発センターホームページ[3]を参照ください。

参考文献

1) Centers for Disease Control and Prevention：Surveillance of Occupationally Acquired HIV/AIDS in Healthcare Personnel, as of December 2010.
http://www.cdc.gov/HAI/organisms/hiv/Surveillance-Occupationally-Acquired-HIV-AIDS.html
2) Kuhar DT, Henderson DK, Struble KA, et al.；US Public Health Service Working Group：Update US Public Health Service guidelines for the management of occupational exposures to human immunodeficiency virus and recommendations for postexposure prophylaxis. Infect Control Hosp Epidemiol 2013；34(9)：875-892.
3) 国立国際医療センターエイズ治療・研究開発センター：血液・体液曝露事故（針刺し事故）発生時の対応.
http://www.acc.go.jp/doctor/eventSupport.html

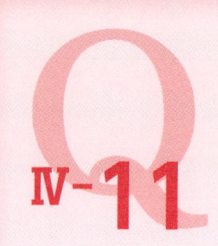

Ⅳ-11 患者が特定できない針で針刺しをした場合，感染の可能性が非常に低くても本人が希望するなら抗HIV薬を服用するべきでしょうか。

　2013（平成25）年9月に米国公衆衛生局（PHS）から報告されたHIV汚染血液による職業的曝露に関するガイドライン[1]では，曝露源患者が不明の場合は，ケースバイケースで考えるべきであり，曝露の程度と疫学的なHIV感染リスクから判断して内服は決定すべきとされています。したがって，曝露血がHIV陽性である可能性をよく見きわめて（例えば入院のHIV患者と同じ病棟での針刺し事例など），血液の曝露量が多い場合や中空針による深い刺し傷などの場合は予防内服を検討することになるでしょう。ただし，内服の最終判断は，専門医によるカウンセリングにより予防薬の効果と副作用に関する十分な情報提供を受けた後に，被曝露者自身が行うべきです。PHSのガイドラインでは，HIV曝露後の予防的治療として，テノホビルとエムトリシタビンの合剤（ツルバダ®配合錠）1日1回1錠およびラルテグラビル（アイセントレス®錠）1回1錠を1日2回の併用が最も推奨されます[1]。

参考文献

1) Kuhar DT, Henderson DK, Struble KA, et al. ; US Public Health Service Working Group : Update US Public Health Service guidelines for the management of occupational exposures to human immunodeficiency virus and recommendations for postexposure prophylaxis. Infect Control Hosp Epidemiol 2013 ; 34(9) : 875-892.

Q IV-12

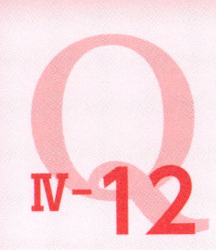

HIV抗体陰性患者の血液に曝露したとき，抗HIV薬の予防内服は必要ないでしょうか。患者がウインドウピリオドにある可能性をどう考えるべきでしょうか。

A

　お答えが難しい質問です。ケースバイケースで対応すべきかと考えます。HIV感染後にHIVスクリーニング検査が陽性となるまで一定の期間（第3世代の抗体検査だと最短で22日，第4世代の抗原・抗体検査だと最短で17日）[1]，がかかりますが，その間はウインドウピリオドと呼ばれ，検査が陰性でもウイルス血症を認めるため，血液曝露による感染伝播の危険性があります。しかし，実際にウインドウピリオドにおけるHIVの職業感染事例は米国でも報告がなく，HIVの急性感染症状を認めなければ，改めて高感度のHIV核酸増幅検査を実施する必要はなく，予防内服も不要です[2]。ただし，曝露源患者がHIV感染のリスクを有し，数週間以内に急性期症状（発熱リンパ腺腫脹，発疹，下痢など）を認める場合は，ウインドウピリオドの可能性を考えて対応する必要があります。まず患者の同意を得てHIV核酸増幅検査をオーダーします。結果が判明するまでには時間がかかりますので，被曝露者は直ちにHIV専門医と相談し，抗HIV薬内服を決断したら，できるだけ早期に内服を開始します。通常は，HIV核酸増幅検査の結果が陰性であれば内服を中止しますが，この検査も感染後約10日以内は陰性であるため，その判断は専門医と相談して慎重にすべきです[3]。

参考文献

1) Patel P, Mackellar D, Simmons P, et al. ; Centers for Disease Control and Prevention Acute HIV Infection Study Group : Detecting acute human immunodeficiency virus infection using 3 different screening immunoassays and nucleic acid amplification testing for human immunodeficiency virus RNA, 2006-2008. Arch Intern Med 2010 ; 170 (1) : 66-74.
2) Kuhar DT, Henderson DK, Struble KA, et al. ; US Public Health Service Working Group : Update US Public Health Service guidelines for the management of occupational exposures to human immunodeficiency virus and recommendations for postexposure prophylaxis. Infect Control Hosp Epidemiol 2013 ; 34(9) : 875-892.
3) Schreiber GB, Busch MP, Kleinman SH, et al. : The risk of transfusion-transmitted viral infections. The Retrovirus Epidemiology Donor Study. N Engl J Med 1996 ; 334 (26) : 1685-1690.

Q IV-13

HIV患者に使用した注射針で針刺しを起こした職員が，予防内服を開始したものの副作用が強いため数日で内服を中止しました。後日，この職員がHIVに感染したことが判明した場合，病院の対応についてどのように考えればよろしいでしょうか。

A

　服薬を中止したことに対する責任の所在の問題なのか，それとも発症した後の治療をどうするか，という問題なのか，またはその両方なのか，で答え方が異なるでしょう。発症後の治療という後者であれば，回答は明快で，労災で治療継続になること，その際は，病院として人事待遇面での差別が生じないような配慮が必要になることなどでしょう。もし予防内服の中断の責任を問われるのであれば（職員が病院の不備を訴える場合など），これは状況によりますので（例えば，ほかの薬剤を勧めなかったなど），適宜，顧問弁護士と相談するなどの対応が必要になってくるかもしれません。いずれにしても予防内服に関しては，トラブルを避けるために，HIV専門医を受診する，あるいはコメントを求めながら，進めていくことがベストだと思われます。HIV感染症に対するフォローだけでなく，精神面（カウンセリングなど）も含めてフォローしていくことが大切です。

参考文献

1) 小田原隆, エイズ対策研究事業服薬アドヒアランスの向上・維持に関する研究班 (研究代表者：白阪琢磨) 編：抗HIV治療ガイドライン. 平成20年度厚生労働科学研究費補助金, pp102-111, 2009.

V

麻疹，水痘，風疹，
流行性耳下腺炎

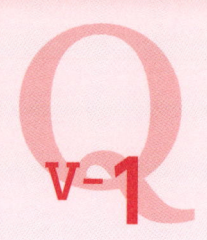

Q V-1
麻疹，水痘，風疹，流行性耳下腺炎に対する抗体を保有していない入院患者が，これらの感染症に曝露した場合，潜伏期間中はどのように対応したらよいのでしょうか。特に小児病棟においては心配です。

A

（1）曝露した患者の感染や発病を予防するための対策
　麻疹や水痘に曝露後72時間以内であれば，ワクチン接種の効果が期待できます。免疫グロブリン製剤投与も効果があります。水痘であれば，曝露後の抗ウイルス薬（アシクロビル）の予防内服が有効との報告もあります。しかし，これらを行っても発病を100％防止できるわけではありません。風疹や流行性耳下腺炎に対しては，曝露早期のワクチン接種や免疫グロブリン製剤投与の予防効果はありません。

（2）ほかの患者への伝播を防止するための対策
　曝露した患者が退院可能な場合，発症の危険性とその期間や症状，発症した場合の病院への連絡と受診方法などを十分に説明して，同意を得た後に早期退院を調整します。入院継続が必要な場合，伝播期間になる前に個室（麻疹や水痘の場合には，陰圧換気設備の整った個室）に入室していただき，発症の有無を注意深く観察します。標準予防策の遵守，病室に入退室する前後の手指消毒は特に重要です。患者の病室外への出室を必要最小限とすることも重要で，病室外に出る場合には，サージカルマスクを着用していただきます。15歳以下の小児，成人であっても該当疾患に対して感受性者（可能性がある者を含む）の面会を制限することも必要です。患者の付き添いが該当疾患に対して抗体を保有することを確認することも重要です。

（3）職員への2次感染を防止するための対策
　該当疾患に対して十分な抗体価を有する職員が患者を担当する必要があります。

疾患	感染経路	潜伏期（日）	伝播期間	曝露後の処置 ワクチン	曝露後の処置 免疫グロブリン
麻疹	空気 飛沫	5～21	発疹前5日～発疹出現後4日	曝露後72時間以内なら有効	有効だが推奨されていない
水痘	空気 飛沫	10～21	発疹前2日～発疹出現後5日	曝露後72時間以内なら有効	有効だが推奨されていない
風疹	飛沫	12～25	発疹前7日～発疹出現後7日	無効	無効
流行性耳下腺炎	飛沫	12～25	耳下腺炎前9日～耳下腺炎後9日	無効	無効

参考文献
1) 国公立大学附属病院感染対策協議会 編：ウイルス（水痘，麻疹など）感染防止対策. 病院感染対策ガイドライン，改訂第2版. じほう，東京，pp71-75, 2015.

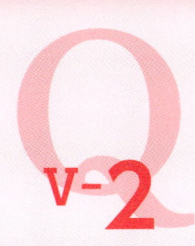

Q V-2 麻疹，水痘，風疹，流行性耳下腺炎の既往またはワクチン接種を受けた職員であれば，それらの患者に特別な防護具を着用せず対応しても大丈夫でしょうか．

本人の記憶違い，摂取しても十分な免疫がつかない場合（primary vaccine failure），接種後に十分な免疫が得られたものの，その後免疫が低下する場合（secondary vaccine failure），不顕性感染などの理由から，既往歴やワクチン接種歴と実際の抗体検査結果との間に5～20％程度の食い違いがあることが知られています．したがって，麻疹，水痘，風疹，流行性耳下腺炎の患者に対応する場合，感染を防止するために十分な抗体価を有することが確認された職員が患者を担当することが原則です．

「感染を防止するために十分な抗体価」について統一した基準はありませんが，日本環境感染学会の「医療関係者のためのワクチンガイドライン第2版」では感染防止の基準抗体価を定めています（下記表参照）．麻疹と風疹に関しては追加接種によりブースター効果が得られると報告されている高い値に設定されています．一方，流行性耳下腺炎に関しては同様の検討結果がないために，検査で陽性と判定される値を基準としていますので，低い酵素免疫測定（enzyme-immunoassay：EIA）価の場合は発症を予防できない場合があると考えられます．これらの基準を満たす抗体価を保有していることが確認できた場合，例えば，麻疹患者を担当する職員が，デンカ生研（社）製のEIA価（IgG）測定キットで16.0以上の抗体を保有していれば，病室入室時に空気感染を予防する目的でのN95マスクの着用は不要と考えられます．しかしながら，実際には患者を担当する全職員の（該当疾患に対する）抗体価が事前にわからない場合も多いと思われます．そのような場合には，疾患の感染経路に応じて一律の感染対策を取ることにより，伝播防止を徹底するとともに，混乱を避けることができると思われます．各施設において事前にルールを定めておくことが必要です．

疾　患	基準を満たすと考えられる抗体価
麻　疹	EIA法（IgG）で16.0以上，PA法で1：256以上，中和法で1：8以上
水　痘	EIA法（IgG）で4.0以上，IAHA法で1：4以上，中和法で1：4以上，水痘抗原皮内テストで陽性（5mm以上）
風　疹	HI法で1：32以上，EIA法（IgG）で8.0以上
流行性耳下腺炎	EIA法（IgG）で陽性

※デンカ生研（社）製のEIA価測定キットを用いた場合の値を記載した「医療関係者のためのワクチンガイドライン第2版」より抜粋．

参考文献
1) 吉田典子，津村直幹，豊増功次，他：医療系大学・専門学校生における麻疹・風疹・ムンプス・水痘の血清抗体価の検討．産業衛誌 2007；49（1）：21-26.
2) 寺田喜平，小坂康子，新妻隆広，他：大学入学時における既往歴および接種歴調査と抗体検査の比較．日小児会誌 2006；110（6）：767-772.
3) 日本環境感染学会ワクチンに関するガイドライン改訂委員会：医療関係者のためのワクチンガイドライン，第2版．日環境感染会誌 2014；29（Suppl III）：S1-S14.

Q V-3

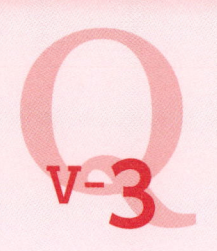

職員の麻疹，水痘，風疹，流行性耳下腺炎の抗体検査をEIAで実施しています。環境感染学会の基準によって予防接種の要否判定をしていますが，採用している測定キットによって差が出るという話を聞いたことがあります。測定方法やキット間格差などについて少し詳しく教えてください。

A

　麻疹，水痘，風疹，流行性耳下腺炎ワクチン接種のために抗体陰性者を決める検査方法としては，検出感度と再現性に優れる点からEIA法によるIgG抗体測定が基本となります。日本環境感染学会のワクチンガイドラインでは，デンカ生研（社）製のEIA価測定キットを用いた場合の基準値を記載しています。しかしご指摘のとおりEIA法試薬は数社で製造されており，各社が異なった抗原を用いて独自の判定基準を設定していることから基準値が一定ではありません。今後，日本のEIA法のキットが国際単位に切り替えられ統一されるまでは，各施設で使用されている試薬キットごとのデータを参考に，ワクチン接種基準を検討する必要があると考えます。

参考文献

1) 日本環境感染学会ワクチンに関するガイドライン改訂委員会：医療関係者のためのワクチンガイドライン，第2版．日環境感染会誌 2014；29（Suppl III）：S1-S14．

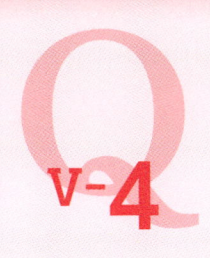

Q V-4 職員に麻疹，水痘，風疹，流行性耳下腺炎ワクチンを接種した後に抗体価を測定する必要があるのでしょうか。

　麻疹，水痘，風疹，流行性耳下腺炎のワクチン接種により 90〜95％以上の免疫獲得が期待されますが，1 回の接種では免疫が獲得できない人（primary vaccine failure）も 5〜10％程度入るとされています。また，一度免疫を獲得しても時間の経過とともにその免疫が減衰する場合（secondary vaccine failure）もあります。そのため，これまでは何年かおきに抗体価を測定してワクチンを接種するなどの対応が行われてきました。これに対して日本環境感染学会から 2009（平成 21）年に「院内感染対策としてのワクチンガイドライン」が発表され，2 回のワクチン接種を行うことで強固な免疫を獲得したと考え，その後の抗体価検査は基本的には不要とする考え方が提示されました。この方針は，国際的な考え方に従ったもので，2014（平成 26）年の改訂第 2 版のワクチンガイドラインでも引き継がれています。それによってワクチン接種後の再感染が完全に防げるかどうかは今後の検証を待つ必要がありますが，まずすべての職員に対してワクチンの 2 回接種を完了するべきだと思われます。

参考文献
1) 日本環境感染学会ワクチン接種プログラム作成委員会：院内感染対策としてのワクチンガイドライン，第 1 版．日環境感染会誌 2009；24(3)（Suppl）：S1-S11．
2) 日本環境感染学会ワクチンに関するガイドライン改訂委員会：医療関係者のためのワクチンガイドライン，第 2 版．日環境感染会誌 2014；29（Suppl III）：S1-S14．

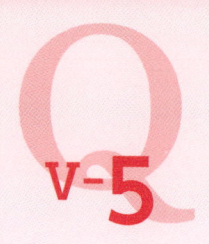

Q V-5 職員健診の流行性ウイルス性疾患の抗体価検査で，麻疹，水痘，風疹，流行性耳下腺炎のすべてが陰性であると判定されました。それぞれワクチンをうちたいのですが優先度や接種時期などありますか．

　通常であれば，MRワクチン（麻疹・風疹）を最初に接種し，その後4週間おいて水痘ワクチンを，さらに4週間おいて流行性耳下腺炎ワクチンを接種することが妥当と思われます．ただし，その地域で特定の感染症が流行している場合には，そのワクチン接種を優先することも必要と思われます．基本再生産数（Basic reproduction number：Ro）は1人の患者から何人に伝染するかを表し，感染症の伝染力を示す指標として用いられます．麻疹のRo値は12～18と最も高く，米国の集計では死亡率は0.2％とされていますが，抵抗力の低下した患者が麻疹に罹患すると死亡率は10％に達することがあるとされています．水痘のRo値は5～7と麻疹に次いで伝染力が強く，健康小児では合併症の頻度や死亡率は少ないものの，患者年齢が上昇するにつれて死亡率が増加すると言われています．1～14歳で水痘を発症した場合の致死率は患者10万人に1人（0.001％）ですが，15～19歳では10万人当たり2.7人（0.0027％），30～49歳では10万人当たり25.2人（0.0252％）と報告されています．以上の理由から，医療施設における職員を対象とした予防接種としては麻疹と水痘が優先されます．

　風疹のRo値は6～7で，多くの場合は軽い経過で終わります．注意すべきは妊婦が初感染した場合，特に妊娠初期に罹患した場合には先天性風疹症候群の発生する危険が高いことです．市中で風疹が流行している場合には妊婦を扱う機会の多い職場では風疹ワクチンの接種を優先させることも必要と思われます．

参考文献
1) Fine PE：Herd Immunity；History, Theory, Practice. Epidemiol Rev 1993；15(2)：265-302.
2) Epidemiology and Prevention of Vaccine-Preventable Diseases The Pink Book, 12th Edition Second Printing, 2012.
http://www.cdc.gov/vaccines/pubs/pinkbook/index.html

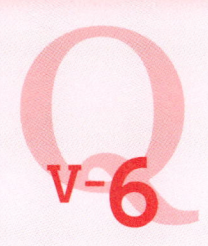

Q V-6 抗体検査やワクチン接種の費用の負担を病院負担とすべきか職員負担とすべきか，どのように考えるべきでしょうか。

難しい問題です。病院負担とすることで，統一された抗体検査方法と基準値を用いて抗体価を測定するとともに，抗体保有状況やワクチン接種の記録の管理を確実に行うことが可能となります。その一方で，医療従事者であれば，個々人の責任において感染防御に必要な抗体を獲得するべきという考え方もありえます。これらを踏まえた上で，各々の施設で抗体検査やワクチン接種の費用の負担について検討する必要があります。

参考までに，全国の国公立大学附属病院を対象に行ったアンケート結果（2013（平成25）年度）の一部を示します。

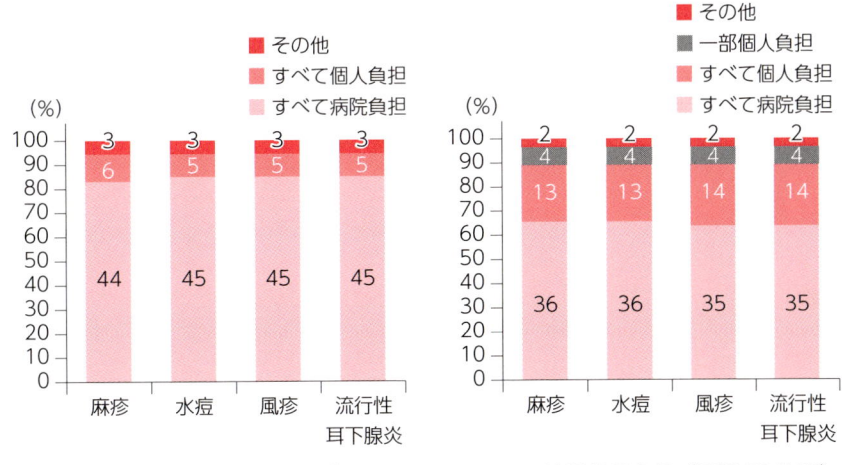

抗体検査費用負担（回答53施設）

	麻疹	水痘	風疹	流行性耳下腺炎
その他	3	3	3	3
すべて個人負担	6	5	5	5
すべて病院負担	44	45	45	45

ワクチン接種費用負担（回答55施設）

	麻疹	水痘	風疹	流行性耳下腺炎
その他	2	2	2	2
一部個人負担	4	4	4	4
すべて個人負担	13	13	14	14
すべて病院負担	36	36	35	35

図 職員の抗体検査およびワクチン接種の費用負担について

Q V-7

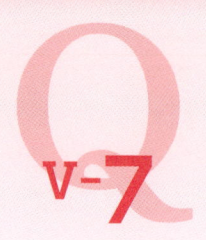

麻疹，水痘，風疹，流行性耳下腺炎ウイルスに対する抗体検査およびワクチン接種は事務職員や外部委託の職員に対しても必要でしょうか。

A

　麻疹，水痘，風疹，流行性耳下腺炎ウイルスに対する抗体検査およびワクチン接種は，医師，看護師，薬剤師，臨床検査技師，診療放射線技師などの医療従事者のみならず，患者と接触する機会のある事務職員，外部委託の職員，実習生に対しても原則的には必要と考えられます。どの範囲を「患者と接触する機会がある」と考えるかは，各々の病院で判断してください。

　参考までに，全国の国公立大学附属病院を対象に行ったアンケート結果［2014（平成26）年度］（2013年度）の一部を示します。

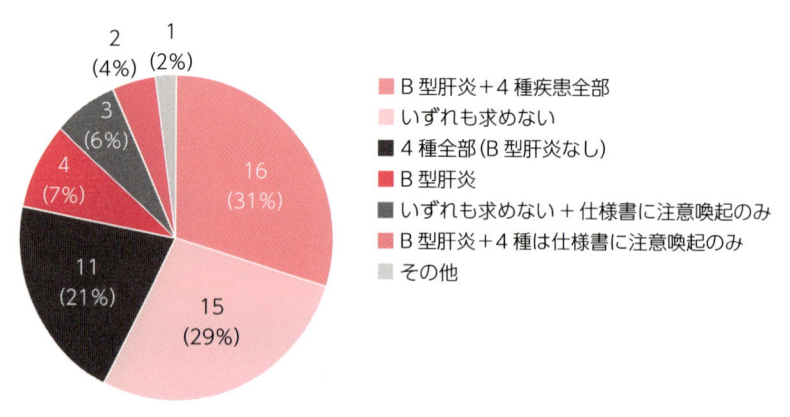

凡例：
- B型肝炎＋4種疾患全部: 16 (31%)
- いずれも求めない: 15 (29%)
- 4種全部（B型肝炎なし）: 11 (21%)
- B型肝炎: 4 (7%)
- いずれも求めない＋仕様書に注意喚起のみ: 3 (6%)
- B型肝炎＋4種は仕様書に注意喚起のみ: 2 (4%)
- その他: 1 (2%)

図　患者と接する外部委託の職員に要求している抗体保有情報
（ワクチン接種歴あるいは罹患歴証明含む）（回答55施設）

VI インフルエンザ

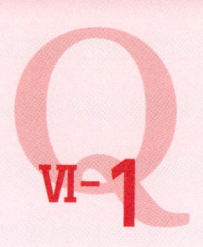

Ⅵ-1 インフルエンザワクチンはどうして毎年接種しなければならないのですか。

生体には抗原にあった抗体を産生する免疫機構があり，予防接種はこの免疫機序を利用して抗体産生を促しています。インフルエンザウイルスの表面にはヘマグルチニン（HA）とノイラミニダーゼ（NA）という2種類の蛋白質がありますが，この抗原性は毎年少しずつ変異します。抗原が変異した場合には，変異前の抗原に対する抗体の効果が発揮されないため，毎年の流行株にあったワクチン接種が必要です。また，ワクチンあるいはインフルエンザ感染により獲得した免疫は時間とともに衰退してきますので，その点からも毎年の接種が推奨されます。

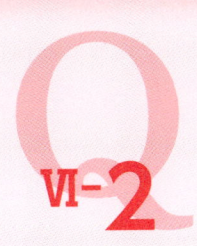

Q VI-2 季節性インフルエンザワクチン接種により発症は阻止できるのでしょうか。またインフルエンザワクチン接種率は何％を目標にすべきでしょうか。

A インフルエンザに対して日本で用いられている不活化ワクチンの発症阻止効果については種々のデータがありますが，対象集団が高齢者か小児か，施設などに入所している高齢者か否か，基礎疾患があるか否かなどで異なっています。またワクチン株と流行株が一致するかどうかによっても予防効果は異なります。国内，国外の報告を総合すると以下のような発症阻止，予後改善効果があると報告されています。

①2歳以上15歳未満の小児において一定の発症予防効果がある[1]。
②65歳以下の健康成人では高い発症予防効果がある[2]。
③65歳以下の健康成人に比べて低いが高齢者にも発症予防効果はあり，入院や肺炎，また死亡を抑制する効果は高い[3,4]。

医療従事者はハイリスク患者と密接に接するため，アレルギーなどで接種が適当でないと診断された者以外は，インフルエンザ流行前にワクチンを接種する必要があります。医療従事者が，自分を感染から守るのは，ハイリスク患者を感染から守る目的で行われているということを忘れてはいけません。したがって目標は100％を目指します。

参考文献

1) Jefferson T, Smith S, Demicheli V, et al.：Assessment of the efficacy and effectiveness of influenza vaccines in healthy children；systematic review. Lancet 2005；365 (9461)：773-780.
2) Wilde JA, McMillan JA, Serwint J, et al.：Effectiveness of influenza vaccine in health care professionals: a randomized trial. JAMA 1999；281 (10)：908-913.
3) 神谷齊, 他：インフルエンザワクチンの効果に関する研究. 総合研究報告書（平成9～11年度）厚生科学研究費補助金 新興・再興感染症研究事業，1999.
4) Jefferson T, Rivetti D, Rivetti A, et al.：Efficacy and effectiveness of influenza vaccines in elderly people；a systematic review. Lancet 2005；366 (9492)：1165-1174.

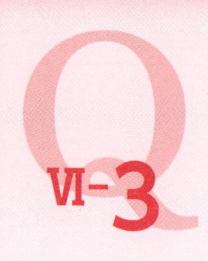

Q VI-3 インフルエンザ流行時の窓口対応職員は全員，マスクを着用すべきでしょうか。

インフルエンザの感染経路は主に飛沫感染であり，外来での院内感染対策としては咳エチケットを含む標準予防策を行います。咳エチケットに関しては，咳をしているご本人にマスクをしていただく，また咳の激しい患者に関しては待合室を別にするなどの対策を取ります。このため窓口職員が咳の激しい患者と応対しないといけない場合は，インフルエンザ流行期にかかわらず，まず患者にサージカルマスク（以下マスク）をお願いし，自分もマスクをすることが日常的に必要です。季節性インフルエンザが流行している時期（いつからいつまでかは難しい問題ですが）については，全職員や患者を対象とした予防的なマスクの着用が有用であったという報告もあります[1]。また，医療機関における新型インフルエンザ感染対策として，外来患者を含む来訪者の対応に従事するすべてのスタッフは常時マスクを着用することが推奨されています[2]。このため状況に応じてですが，窓口対応職員の一律のマスク着用を行ってもよいと思われます。しかしながら同時に，正しいマスクの着け方，外し方，こまめに取り替えることや外した後の手洗いや速乾性手指消毒薬の使用などについての教育も必要です。

参考文献

1) 山内勇人，河野恵，大西誠：インフルエンザ院内感染対策としての予防的マスク着用の有用性．環境感染 2006；21(2)：81-86．
2) 国立感染症研究所感染症情報センター：感染症情報センター（IDSC）による情報―各種ガイダンス（2009〜最新）．
http://idsc.nih.go.jp/disease/swine_influenza/2009idsc/infection_control_0901.html

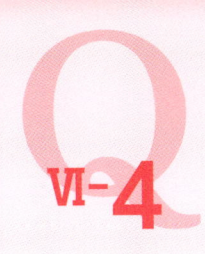

Q VI-4 インフルエンザを発症した職員の就業制限について教えてください。

A 一般的にインフルエンザウイルスに感染した場合，発症後3～7日間ウイルスを排出すると言われています。この期間は感染力があると言えますが，排出されるウイルス量は経過とともに減少し，排泄期間の長さには個人差があります。抗インフルエンザ薬の内服によって発熱期間は通常1～2日間短縮され，ウイルス排泄量も減少しますが，解熱後の感染力が同じように短縮されるとは限りません。2012（平成24）年度に一部改正になった学校保健安全法施行規則では，従来「解熱後2日を経過するまで」をインフルエンザによる出席停止期間としていましたが，「発症したのち5日を経過し，かつ，解熱した後2日（幼児にあっては，3日）を経過するまで」と改めました。職場復帰の目安については決まった規則や取り決めはありませんが，学校保健安全法の記載が参考になると思われます。インフルエンザ罹患後には体力などの低下もありますので，以上のような点を考慮の上，復帰するのが妥当と考えられます。咳などの症状が続いている場合には，咳エチケットとしてサージカルマスクの着用を行い，手指衛生も適切に行うことが望まれます。院内におけるインフルエンザ罹患時の休職期間の規定やマニュアルを整備し，職員に周知を図っておくことは重要です。国公立大学病院におけるアンケート調査［2013（平成25）年］によると，ほとんどの施設でそのような規定・マニュアルを整備しています（図1）。基本的には病気休暇（有給休暇）として取り扱いますが，病気休暇（有給休暇）制度のない非常勤職員には給料の減額は行わないなど，確実に就業停止ができる仕組みを整えておくことが望ましいと思います。ちなみに国公立大学病院におけるインフルエンザ罹患時の，休職の体裁の扱いに関するアンケート調査［2013（平成25）年］では，ほとんどの施設で有給・病休または特別休暇の扱いとなっています（図2）。

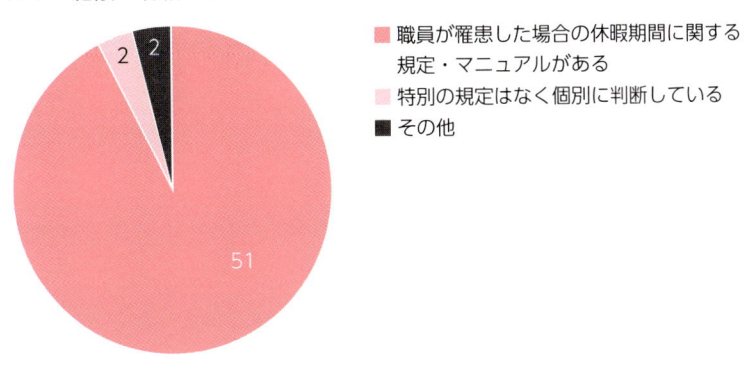

- ■ 職員が罹患した場合の休暇期間に関する規定・マニュアルがある
- ■ 特別の規定はなく個別に判断している
- ■ その他

2
51

図1 職員インフルエンザ罹患時の休職期間取り決め（回答55施設）

■ 有給・病休
■ 病院・大学による特別休暇
■ その他

図2 国公立大学病院における職員インフルエンザ罹患時休職の体裁の扱い（回答55施設）

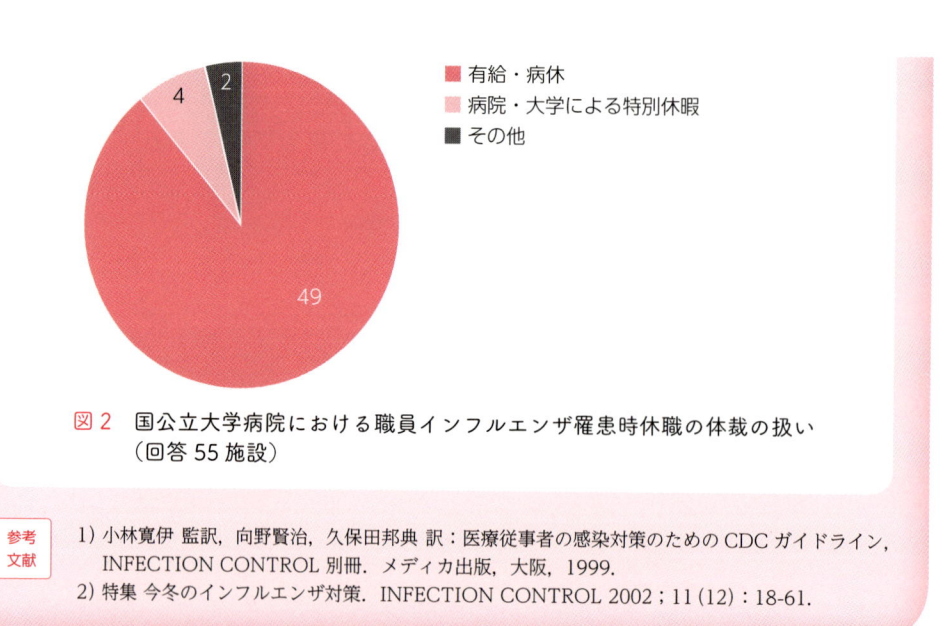

参考文献

1) 小林寛伊 監訳，向野賢治，久保田邦典 訳：医療従事者の感染対策のためのCDCガイドライン，INFECTION CONTROL 別冊．メディカ出版，大阪，1999．
2) 特集 今冬のインフルエンザ対策．INFECTION CONTROL 2002；11(12)：18-61．

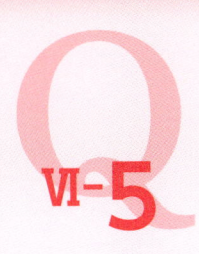

Q VI-5 インフルエンザ罹患患者との接触者（患者・職員）への予防投薬の基準について教えてください。また，予防薬をどのように選択すればよいのでしょうか。

インフルエンザの潜伏期間は1〜5日であり，典型的な症例では約1週間程度で軽快します。症状の軽減化にはワクチン接種が推奨されますが，接種後，抗体価が上昇するまでには約2週間程度かかるため，抗体による防御システムが働かない期間における症状軽減化には内服薬の予防投薬が重要となります。予防投薬に関する基本的な考えは，「同室者や濃厚な接触が疑われる入院患者が，ワクチン未接種患者の場合は予防投薬を検討し，さらに患者が高リスク者であればワクチン接種の有無にかかわらず予防投薬を検討する」こととなります。なお，高リスク者とは65歳以上の者，心・呼吸器疾患，糖尿病，腎疾患，血液疾患，免疫不全を有する成人および小児です。患者との接触者リストなどを作成し，対策を講じることが重要となります。接触者リストとしては，病棟の患者すべてを対象にする必要はなく，同室者や感染者の行動範囲から判断して接触が濃厚な患者が対象となります。接触者の中で先に述べたように患者の状態を判断し予防投薬を行う必要があります。この際，予防投薬の必要性と副作用を患者に説明し同意を得ることが必要です。

一方，職員がインフルエンザ罹患患者と接触した場合の予防投薬に関しては，少し対応は異なります。本来病院職員は健康であり，原則として予防投薬は必要ではありません。体調の変化に十分注意して，発症した場合には直ちに治療を行い，就業を停止します。予防投薬に関しては明確な考え方にもとづいて原則的な対応を決定しておき，個別の対応がばらつかないような配慮が必要です。もちろん，付き添い者など，濃厚な接触により患者への感染伝播のリスクが高いと判断される関係者であれば，医師の判断にて予防投薬の検討が行われることもあると思います。あくまでも患者の生命の保護と病院内での感染拡大の阻止を念頭に判断します。

国公立大学病院におけるインフルエンザ予防投薬の払い出しシステムに関するアンケート調査では，約半数の施設で予防投薬時には許可制または届け出制を取っており，院内での対応がばらつかないようにする手立てと考えられます（図）。ただし，接触者リストの作成などには時間がかかる場合もあります。最近の事例でも高齢者などが多く療養している施設でのアウトブレイクや死亡例の報告があることから，日本感染症学会では高齢者の療養施設においてはインフルエンザ患者が発生した早い段階でフロア全体あるいは入所者全員の予防投薬を積極的に実施するべきと提言しています。

予防投薬が適応として承認されている抗インフルエンザ薬は，オセルタミビル，ザナミビル，ラニナミビルの3種類〔2014（平成26）年3月現在〕ですが，保険適用はなく自己負担になります。薬剤の選択については，流行株に対する有効性や，対象者の状況に適した投与ルートを考慮するほか，患者に費用負担を求めるか求めないかで，薬価を考慮しなくてはならない場合もあります。院内発生時の予防薬を病院として備蓄している場合は，薬剤の種類が限定されることもありますので，それ

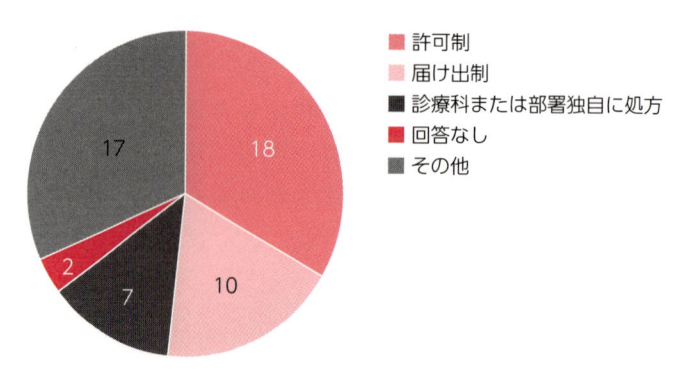

```
           ■ 許可制
           ■ 届け出制
   17   18 ■ 診療科または部署独自に処方
           ■ 回答なし
    2      ■ その他
   7  10
```

図　インフルエンザ予防投薬の払い出しシステム
国公立大学職業感染対策作業部会アンケート調査をもとに作成，回答52施設。

に従います。インフルエンザウイルスの耐性化率は地域ごとにリアルタイムでモニターされているわけではありません。したがって，その地域での流行状況と薬剤の効果については開業の先生方などからの情報にも常に注意を払うことが大切です。

参考文献
1) 日本感染症学会：日本感染症学会提言2012 ―インフルエンザ病院内感染対策の考え方について― （高齢者施設を含めて）．
http://www.kansensho.or.jp/influenza/1208_teigen.html

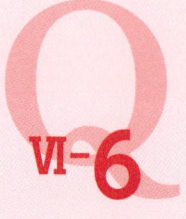

Q VI-6

職員が季節性インフルエンザを発症しました。発症時，病棟勤務しており，患者との接触はありましたがマスクは着用していました。接触した患者に対しての対応を教えてください。

A

職員が発症した場合，発症前24時間以内に接触した患者の基礎疾患，職員のマスク着用状況，患者との接触の程度などによって予防投薬を考慮します。たとえマスクをしていたとしても感染は完全には予防できません。したがって，入院患者がインフルエンザを発症した場合と同様，濃厚接触者の中で高リスク患者に対しては，予防投薬の必要性と副作用を説明し，同意が得られれば予防投薬を行うほうがよいと思われます。

Q VI-7

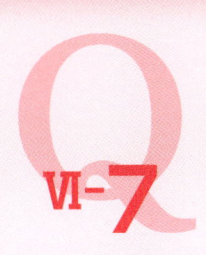

職員の家族がインフルエンザに感染した場合，その職員へのオセルタミビル（タミフル®）などの予防投薬は行ったほうがよいのでしょうか。就業制限についてはどう考えたらよいのでしょうか。またその場合，感染対策費として病院負担で行うべきなのでしょうか。

A

同居中の家族がインフルエンザに感染した場合の基本的な対策は，次のとおりです。
①職員の症状・体温のモニタリング（7日間）
②症状の有無にかかわらず医療現場でのマスク着用・手指衛生の徹底
③家庭における手指衛生および室内換気
④発症した家族と接する際のマスク着用

オセルタミビルなどの予防投薬の有効性は100％ではないと報告されており，感染を完全に予防できるとは限りません。就業については，
①症状がなければ通常どおり勤務，ただし5日間程度は終日マスク着用
②抗インフルエンザ薬の投与を受けながら①と同様の勤務
③5日間の自宅待機

などが考えられます。院内感染対策の視点からは③が最も有効であると思われますが，流行期は家族がインフルエンザに罹患する職員も少なくなく，職員の休業によってかえって医療安全が脅かされたり，病院機能の維持が困難になることも予想されます。その職員の勤務部署や病院特有の事情，あるいは流行するインフルエンザの生物学的特徴（いわゆる病原性など）によって濃厚接触職員に対する対応は分れてくると思います。実際のところ③を一律に選択できる施設は多くはないと思われ，そのためにも，職員の予防接種率を上げ，リスクを下げておくことが重要になります。また，費用負担ですが，家族との接触の場合は業務による曝露でもなく，職業上の針刺しなどと同等に扱うべきかは議論のあるところでしょう。予防投薬の適否同様，勤務内容や施設の事情，新型を含む流行中のインフルエンザの生物学的特徴などを考慮して，各施設で十分検討した上で決めるのがよいと思われます。

Ⅵ-8

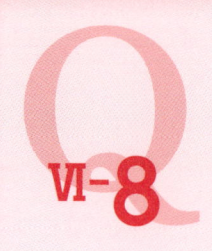

今年はインフルエンザが流行し，職員に手洗い・うがい・マスク着用を指導しましたが，以前からうがいの予防効果のエビデンスがないという報告もあります。また，水うがいは効果があるという報告もあります。感染対策として「うがい」という行為は，どう考えたらよいのでしょうか。

　厚生労働省はインフルエンザ予防策としてうがいを推奨していますが，うがいによる予防効果には明確なエビデンスがありません。また，インフルエンザの予防にうがいは効果がないという根拠としてよく挙げられるのが，「インフルエンザウイルスは気道の粘膜に付着すると約20分で細胞内に取り込まれるので20分ごとのうがいは現実的でない」というものや「うがいで洗浄できる範囲は限られており，鼻などからの侵入は防げない」というものです。一方，水うがいが風邪の発症率の低下に有効という報告[1,2]もありますが，インフルエンザを対象にした検討ではありません。

参考文献
1) 川村孝, 里村一成, 後藤雅史, 北村哲久：系統的無作為割付対照試験による感冒の予防治療体系の確立. 医科学応研財研報 2005；22：42-45.
2) 里村一成, 川村孝：うがいによる風邪の予防効果. Med Pract 2006；23(8)：1460-1461.

Q VI-9

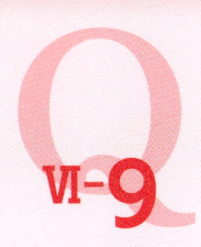

妊婦のインフルエンザワクチン接種については米国疾病管理センター（Centers for Disease Control and Prevention：CDC）では推奨していますが，ワクチンの添付文書にはむしろ禁忌として取り扱われています。医療者はCDCよりの考えが多いと思いますが，日本政府としての公式な見解はどうなっているのか教えてください。また，妊婦で医療従事者の場合はどう考えるべきかも教えてください。

A

　これまで添付文書には，妊婦へは原則接種しないと記載されていました。しかし，季節性インフルエンザワクチンに関しては米国では長い歴史があり，安全性と有効性が証明されています。また，胎児への有害事象は観察されていません。新型インフルエンザワクチンも季節性インフルエンザワクチンと同様の製造方法であり安全と考えられています。また，妊婦がいったんインフルエンザを発症すると重症化しやすいという問題もあるので，ワクチンによるリスクとベネフィットを考えた場合，利益のほうがはるかに大きいと考えられています。これらの観点から，厚生労働省は安全性や有効性を改めて評価し，妊婦特有のリスクはないと判断して添付文書から禁忌の文言を削除しました。妊婦で医療従事者の場合は，ワクチン接種は最優先ですが，希望により保存剤の入っていないタイプの接種が可能です。

Q VI-10

重症者が多数いるICUや免疫不全の方のいる病棟では，季節性インフルエンザに空気感染対策は必要でしょうか。

A

　インフルエンザの感染様式は飛沫感染と接触感染が主体です。飛沫は1～2m以上は飛びませんし，患者がマスクをしていれば飛沫の発生は最小限に抑えられます。また，インフルエンザ罹患患者は原則個室対応となりますが，狭い気密な部屋などでは，条件によっては比較的長くウイルスが浮遊することもあります。しかし，これによる空気感染は考えにくいため，陰圧個室やN95マスクなどの空気感染対策は不要と考えられます。ただし，時々換気を行うことは重要です。また，医療従事者が気管支鏡，気管挿管などのエアロゾルが発生するリスクのある手技の場合，個室で行いN95マスクやゴーグルまたはフェイスシールドを着用することが望ましいと考えられます。

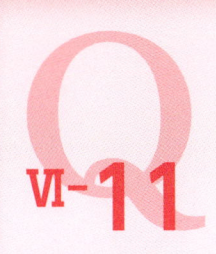

Q VI-11 流行期に発熱した職員のインフルエンザ抗原検査はすべてで行うべきでしょうか。あるいは何らかの基準を設けるべきでしょうか。

インフルエンザ流行期であっても職員の発熱の原因はインフルエンザのほかにいろいろなものがあります。インフルエンザを疑わせる症状や経過，家族など身近にインフルエンザ患者がいる，適切な防御なしにインフルエンザ患者の診察やケアを行ったなど，インフルエンザ感染のリスクがある場合は，発熱の原因としてインフルエンザが疑われます。この場合はまず迅速キットによる抗原検査を行ってもよいと思います。この時，検査は自分で行うのではなくきちんと医師の診察上で行うべきです。ただインフルエンザの迅速キットによる抗原検査は，特に発熱早期では真のインフルエンザ患者であっても陰性のことが少なくないので，症状が典型的な場合はキット陰性であってもインフルエンザ患者として扱われるべきです。2009（平成21）年に流行した新型インフルエンザでは，感度の低さが問題になりました。したがって発熱患者に対する一律な抗原検査の要求は得策とは思えません。診療した医師の判断に任せてよいと思います。また原因がインフルエンザでなくても，発熱などの有症状職員は病院勤務を休んでいただくのが原則となります。

VII
結核

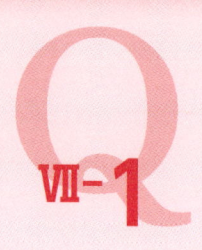

Q VII-1 入職時の職員に対して，どのような結核の検査を行ったらよいでしょうか。

これまで医療従事者には，結核患者と接触した際のツベルクリン反応（ツ反）と比較するため，入職時にベースライン検査として2段階法によるツ反検査が行われていました。しかし，BCG接種がひろく行われている日本では，ツ反によるベースライン検査の意義は乏しいと考えられるため推奨されません。最近では，結核患者発生時の接触者健診にインターフェロン-γ遊離試験（interferon-gamma release assays：IGRA）（クォンティフェロン®またはT-SPOT®.TB）が用いられるようになり，IGRAのベースライン検査を考慮するようになりました。ちなみに，国公立大学附属病院感染対策協議会が，2013（平成25）年度に55施設を対象に実施したアンケートでは，新規採用職員に対してIGRAのベースライン検査を実施している国公立大学附属病院は18施設（32.7％）であったのに対して，ツ反のベースライン検査を実施している施設は5施設（9.1％）のみでした。このように，今後はツ反からIGRAに置き換わっていくものと考えられます。

参考文献

1) 地域における効果的な結核対策の強化に関する研究班 編：感染症法に基づく結核の接触者健康診断の手引き，改訂第5版．平成25年度厚生労働科学研究費補助金 新型インフルエンザ等新興・再興感染症研究事業，2014.
2) 日本結核病学会予防委員会：インターフェロンγ遊離試験使用指針．結核 2014；89(8)：711-725.
3) 日本結核病学会予防委員会：医療施設内結核感染対策について．結核 2010；85(5)：477-481.

Q VII-2 現在,新規入職者に対し 2 段階ツベルクリン反応検査を行っていますが,今後インターフェロン-γ遊離試験(IGRA)の導入が必要でしょうか。

A

　医療従事者の入職時健診におけるツベルクリン反応(ツ反)検査の意義は非常に低くなっています。2006(平成18)年には,日本結核病学会予防委員会より医療関係者の結核管理として「職業上,結核感染の曝露の機会が予想される職場に就職・配属される職員について現在は二段階ツ反検査と,患者接触時のツ反検査が勧奨されてきたが,今後はツ反検査を廃止してIGRAを行うべきである。この検査で陰性の者が,排菌性結核患者に曝露された場合にはIGRAを行い,陽性者に化学予防を行う。二段階ツ反は不正確であり,またブースター現象を免れない。IGRAにはそれらの問題はない。」という見解が出されています[1]。現在では,新規入職者には,雇い入れ時の健康診断に際して法令に定められた検査項目のほかにIGRAの実施が推奨され,ツ反検査は推奨されません[2]。特に,結核患者と接触機会の多い結核病棟などでは強くIGRAが勧められます。ただし,施設の検査体制や費用などの問題もありますので,患者発生時の接触者健診において,接触後早期のIGRAを行い,これをベースラインとする方針も考えられます。

参考文献
1) 日本結核病学会予防委員会:インターフェロンγ遊離試験使用指針.結核 2014;89(8):717-725.
2) 日本結核病学会予防委員会:医療施設内結核感染対策について.結核 2010;85(5):477-481.

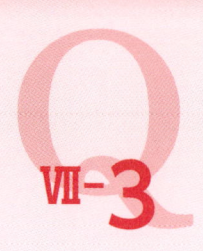

Q VII-3 2段階ツベルクリン反応検査を実施していますが，実際その対象者はどこまでが妥当なのでしょうか。（1回目陰性者に限定するのか，弱陽性者まで含めるのか，強陽性以外とするのか。）

ツベルクリン反応（ツ反）は，国際的には硬結径を測定し判定します。硬結の測定には熟練が必要で計測に時間を要しますが，硬結径は発赤径に比べてばらつきが少ないことから，結核感染の診断がより正確なものになり，硬結径で判定をすれば，弱陽性・中等度・強陽性といった陽性区分の複雑さも解消されます。2段階ツ反検査でも2回の反応を比較する場合，発赤径だけでなく硬結径も参考とするほうが判定は容易とされています。接触者健診などでツ反検査を受ける機会が多い医療従事者では，たとえ陽性反応を示しても，それがツベルクリン反応性の回復（ブースター現象）によるものなのか最近の感染によるものなのかの判断が困難であるため，日本結核病学会では，雇い入れ時にツ反を実施し，「強陽性以外」の者には2回目のツ反を概ね2週間後に行い，2回目の反応をベースラインとすることを推奨しています。しかし最近では，2段階ツ反検査でもブースター現象を免れないことから，インターフェロン-γ遊離試験（IGRA）のほうが強く推奨されます。

参考文献
1) 日本結核病学会予防委員会：今後のツベルクリン反応検査の暫定的技術的基準. 結核 2006；81(5)：387-391.

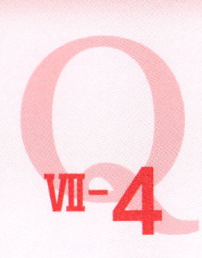

Q VII-4 ツベルクリン反応の二重発赤と硬結は両方測定する必要がありますか。

　ツベルクリン反応（ツ反）は，結核菌成分に対する遅延型アレルギー反応をみる検査です。欧米では，硬結径の大きさのみが結核診断に用いられますが，日本においては，発赤径と硬結径の両方を計測・記録します。以下に記載の1例を示します。発赤が中心部に強い発赤，その周辺に弱い発赤が取り囲んで同心円状に二重にみえる（二重発赤）ときは，外側の発赤を測定します。日本におけるツ反の判定では，発赤10 mm以上で硬結を触れ，あるいは計測できるものを中等度陽性（++），発赤10 mm以上で硬結を触れるほか，二重発赤，水疱あるいは壊死などを伴うものを強陽性（+++）と判定します。したがって，日本においては，二重発赤がみられる場合は，二重発赤と硬結の両方を測定するのが妥当です。

　ただし，ツ反ではBCG接種者にも反応したり，接種者の手技による差などが問題とされています。クォンティフェロン®などインターフェロン-γ遊離試験（IGRA）という結核に特異性の高い検査方法がある現在では，ツ反はIGRAに置き換わっていくものと思われます。

参考文献
1) 日本結核病学会予防委員会：今後のツベルクリン反応検査の暫定的技術的基準．結核 2006；81(5)：387-391.

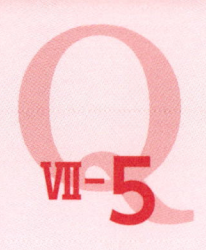

Q VII-5 ツベルクリン反応もしくはインターフェロン-γ遊離試験（IGRA）の陰性者に対してBCG接種は必要でしょうか。

BCG効果は10～15年とされていることから，ツベルクリン反応（ツ反）陰性者には，BCG未接種の者か，BCG接種後に陽転化したツ反が時間経過とともに陰性化した者が含まれています。乳幼児期のBCG接種率の高い日本では，入職年齢が20歳代でツ反陰性の場合は，後者のケースが多いのではないかと推察されます。BCG接種歴のあるツ反陰性者に対して，BCG追加接種による結核予防効果に関するエビデンスは明らかではありません。

一方，2010（平成22）年に日本結核病学会から発表された「医療施設内結核感染対策について」によれば，「IGRA検査陰性の医療関係者でこれまでBCG未接種である者にはBCG接種を行う。」とあります。したがって，これに準じれば，BCG未接種のツ反陰性者に対しては，BCG接種が望ましいということになります。特に，多剤耐性結核菌の感染が起こっている職場，感染予防対策が行われているにもかかわらず結核感染が起こっている職場など，結核曝露のリスクが高い場合は，BCG接種を考慮します。

参考文献
1) 日本結核病学会予防委員会：医療施設内結核感染対策について．結核 2010；85(5)：477-481.
2) 国公立大学附属病院感染対策協議会 編：結核対策．病院感染対策ガイドライン，改訂第2版．じほう，東京，pp47-67, 2015.
3) Colditz GA, Brewer TF, Berkey CS, et al.：Efficacy of BCG vaccine in the prevention of tuberculosis. Meta-analysis of the published literature. JAMA 1994；271(9)：698-702.

Q VII-6 インターフェロン-γ遊離試験(IGRA)の検査の特徴と院内感染対策上の有用性(使用すべき場合)について教えてください。また，院内で職員にIGRAを実施している病院は，費用はどうしているのでしょうか。

A IGRAとは，結核感染診断として結核菌に特異的な蛋白を抗原としてリンパ球を刺激し，インターフェロン(IFN)-γ放出の程度を測定するものです。その長所は，ツベルクリン反応(ツ反)と異なり，既往のBCG接種の影響を受けないことや，*Mycobacterium* (*M*) *avium* や *M. intracellulare* では陰性になること，*in vitro*による検査法のため，ツ反のようなブースター効果がないことです。一方短所は，既往の感染(陳旧性)の場合にも陽性になること，一部の非結核性抗酸菌(*M. kansasii*など)で陽性になることがあることです。院内感染対策においては，主に潜在性結核感染症(latent tuberculosis infection：LTBI)の診断に有用とされます。すなわち，①接触者健診，②医療従事者の結核管理：結核患者と接触する機会がある職場に就職・配属される時のベースライン記録や不用意に結核菌に曝露した時のLTBIの診断，③結核の補助診断：細菌学的な確証がないときに有用となります。費用に関しては，接触者健診として，法律にもとづき行政(保健所)の指導下にIGRAを実施する場合は公費負担が原則と思われますが，病院負担となるケースもあるようです。これに関しては病院を管轄する保健所との相談となります。

参考文献
1) 日本結核病学会予防委員会：インターフェロンγ遊離試験使用指針. 結核 2014；89(8)：717-725.
2) 地域における効果的な結核対策の強化に関する研究班 編：感染症法に基づく結核の接触者健康診断の手引き, 改訂第5版. 平成25年度厚生労働科学研究費補助金 新型インフルエンザ等新興・再興感染症研究事業, 2014.

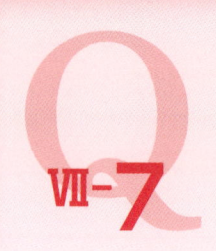

Ⅶ-7 インターフェロン-γ遊離試験（IGRA）の陰性化はありますか。

　結核感染後陽性となったIGRA（クォンティフェロン®など）検査はその後徐々に陰性化することが報告されています。しかし，その頻度に関しては十分な知見がないため解釈には注意が必要です。また，後天性免疫不全症候群（acquired immune deficiency syndrome：AIDS），臓器移植後や自己免疫疾患など免疫抑制剤により免疫機能が抑制されている患者や，糖尿病，ケイ肺症，慢性腎不全，血液腫瘍（白血病，リンパ腫など）やそのほかの悪性腫瘍などで免疫系低下の可能性のある患者では，偽陰性となることがあります。

参考文献
1) 日本結核病学会予防委員会：インターフェロンγ遊離試験使用指針. 結核 2014；89(8)：717-725.

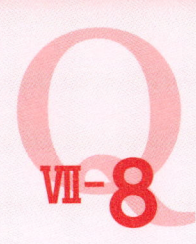

Q VII-8 職員に対して，インターフェロン-γ遊離試験（IGRA）はベースラインの測定をしたほうがよいでしょうか。また，定期健診への導入も考慮したほうがよいのでしょうか。

A

　日本結核病学会予防委員会では，雇い入れ時の健康診断に際しては法令に定められた検査項目のほか，クォンティフェロン®（QFT）などのIGRAを実施し，この検査結果をベースラインとすることを推奨しています。特に結核病棟や結核感染の危険度の高い部署においては強く勧められています。また，すでに雇用されていて雇い入れ時のベースラインがない者については，新たにIGRAを行うことが望ましく，検査を行わない場合は，明らかに結核患者との接触歴がない者はベースライン陰性として扱います。結核患者と常時接触する職場（結核病棟など）では，雇い入れ後も定期的なIGRAの実施が勧められています。参考までに2012（平成24）年実施の国公立大学附属病院55施設を対象とした「クォンティフェロン®（QFT）検査の対象職員に関するアンケート調査」の結果を図に示します。接触者健診では，すでに38施設（69％）がQFTを導入していますが，全職員対象のベースライン評価は17施設（30.9％）にとどまり，一部では曝露リスクの高い職員に限定したベースライン評価が実施されていました。

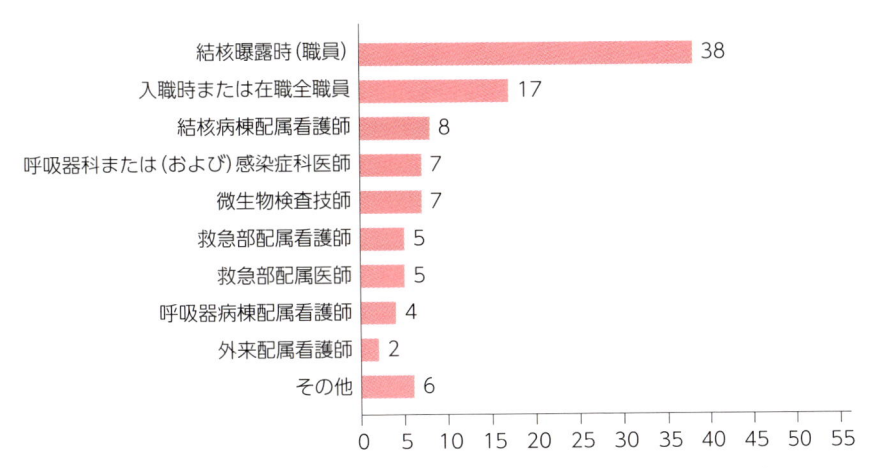

対象	施設数
結核曝露時（職員）	38
入職時または在職全職員	17
結核病棟配属看護師	8
呼吸器科または（および）感染症科医師	7
微生物検査技師	7
救急部配属看護師	5
救急部配属医師	5
呼吸器病棟配属看護師	4
外来配属看護師	2
その他	6

図　国公立大学附属病院を対象としたQFT対象職員に関するアンケート調査
2012年国公立大学附属病院感染対策協議会資料：回答55施設，複数回答可。

参考文献
1) 日本結核病学会予防委員会：医療施設内結核感染対策について．結核 2010；85(5)：477-481.

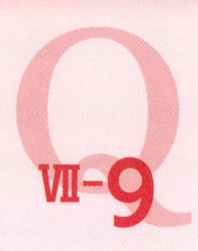

Ⅶ-9 職員のインターフェロン-γ遊離試験（IGRA）は何年おきに行うべきでしょうか。

　特定機能病院では移植医療や免疫機能の低下した患者の医療を担当する機会が多いため，国公立大学附属病院感染対策協議会のガイドラインでは，新採用職員（患者と直接接し診療行為を行う職種）にはIGRAを実施し，ベースラインとなる値を記録することが推奨されています。また，結核病床や救急部門など，結核に曝露するリスクが高い部署の医療従事者には，1年に1回，定期的にIGRAを実施することが勧められています。

参考文献
1) 国公立大学附属病院感染対策協議会 編：結核対策. 病院感染対策ガイドライン，改訂第2版. じほう，東京, pp47-67, 2015.
2) 日本結核病学会 編：Ⅶ-3 組織的な対策. 結核診療ガイドライン，改訂第3版. 南江堂，東京, 2015.

Q VII-10 結核曝露後のフォローについて教えてください。

　肺結核や喉頭結核など感染性の結核患者と接触する機会があった者は,「感染症の予防及び感染症の患者に対する医療に関する法律」(感染症法) 第 17 条にもとづき, 接触者健診の対象としてフォローが必要です。通常は, 保健所と相談して接触者健診対象者を決定します。接触者健診の目的は, ①発病前の潜在性結核感染症 (latent tuberculosis infection：LTBI) 患者の早期発見, ②新たな発病者の早期発見, ③感染源・感染経路の探求の 3 つであり, 適切な時期に結核感染の有無を確認することが重要です。結核感染を確認する手段として従来はツベルクリン反応が使われてきましたが, BCG 接種による非特異反応のため, 職業感染での利用は困難でした。これに対して, インターフェロン-γ 遊離試験 (IGRA) は, BCG の影響を受けない検査法であり, 結核感染の確認のための標準的検査法として位置付けられ, フォローのためにも用いられます。IGRA 陽性であれば, 症状や胸部 X 線写真などで発症の有無を検討します。発症が確認されれば, 結核指定医療機関で治療が開始されます。未発症の場合は, LTBI として抗結核薬による治療を検討し, さらにフォローが必要です。一方, IGRA 陰性の場合は, 通常は結核未感染と判断し, フォローは終了します。ただし, 接触者集団の感染率が高い場合は, IGRA 陰性でもその後のフォローが必要な場合があります。

　接触者健診の詳細については, VII-12～20 の Q&A も参考になりますので, ご参照ください。

参考文献

1) 日本結核病学会 編：VI-4 接触者健診の方法と事後措置. 結核診療ガイドライン, 改訂第 3 版. 南江堂, 東京, 2015.
2) 地域における効果的な結核対策の強化に関する研究班 編：感染症法に基づく結核の接触者健康診断の手引き, 改訂第 5 版. 平成 25 年度厚生労働科学研究費補助金 新型インフルエンザ等新興・再興感染症研究事業, 2014.

Ⅶ-11

Q 当院では2007（平成19）年度よりリスクの高い部署の職員を対象にインターフェロン-γ遊離試験（IGRA）を導入し，2008（平成20）年度より新入職員にIGRAを行っています。結核接触者健診の際には，そのデータをベースラインとして（データがない場合は，曝露直後にIGRAを実施），2カ月後以降に行ったIGRAのデータと比較しています。接触者健診の方法として推奨される方法はどういう方法でしょうか。

A 接触者健診における結核感染の有無の検査としては，IGRAを第一優先とします。IGRAの実施時期については，検査の「ウインドウピリオド」を考慮し，原則として結核患者との最終接触から8週間以上経過した後に実施します。ただし，患者との接触期間（結核菌の曝露期間）が長い，またはすでに二次発病者が発生しているような場合，あるいは対象者が「最優先接触者」（ハイリスク接触者）である場合には，初発患者発生直後でもIGRAを行い，陰性であればその後8週間以上あけて再度IGRAを行います。一方，「優先接触者」または「低優先接触者」に対してIGRAが必要と判断された場合は，患者との最終接触から8～10週間以上経過するのを待ってから，1回検査する方法でかまいません。IGRAの結果が陽性であれば，症状や画像所見の有無などについて精査を行い，結核の臨床的特徴を呈していない無症状病原体保有者と診断し，かつ医療が必要と認めた場合は「感染症の予防及び感染症の患者に対する医療に関する法律」第三章感染症に関する情報の収集及び公表（医師の届出）（平成26年11月21日法律第115号改正）第12条第1項の規定による届け出を行うとともに，潜在性結核感染症としての治療を行います。

参考文献
1) 日本結核病学会予防委員会：医療施設内結核感染対策について．結核 2010；85(5)：477-481．
2) 地域における効果的な結核対策の強化に関する研究班 編：感染症法に基づく結核の接触者健康診断の手引き，改訂第5版．平成25年度厚生労働科学研究費補助金 新型インフルエンザ等新興・再興感染症研究事業, 2014．

Q VII-12 結核患者と接触した場合，すぐにインターフェロン-γ遊離試験（IGRA）検査を行ったほうがよいのでしょうか。

結核に感染後，通常 4~6 週間後に，結核免疫が確立し，ツベルクリン反応や IGRA の陽性化が起こります。したがって，感染の判定のための IGRA は通常感染機会後 2 カ月目以後に実施し，判定します。なお，ベースラインの IGRA 検査が未実施の場合は，結核患者接触直後にも IGRA を実施し，これをベースラインとします。

参考文献
1) 日本結核病学会 編：VI-4 接触者健診の方法と事後措置．結核診療ガイドライン，改訂第 3 版．南江堂，東京，2015．

Q VII-13

当院では活動性結核患者への接触者健診として胸部X線検査を施行しています．職員が妊娠中の場合はインターフェロン-γ遊離試験（IGRA）で代用していますが，接触者全員にIGRAを施行するほうがよいのでしょうか．

A

　胸部X線検査は，結核発病の確認であり，感染の確認とは異なります．感染者のうち約10～20％が結核を発病すると言われていますが，発病する前に潜在性結核感染症（latent tuberculosis infection：LTBI）が把握できれば，イソニアジドの予防内服で発病を防ぎ，新たな二次感染被害を食い止めることも可能です．そのためには，妊婦に限らず接触者全員に対して，結核菌に特異性の高い免疫反応を検出できるIGRAを実施することが望ましいと考えられます．従来は，ツベルクリン反応による感染者の判定が困難であったために，胸部X線検査で代用している施設も多かったのですが，今後はIGRAによるフォローが強く推奨されます．

参考文献

1）日本結核病学会 編：VI-4 接触者健診の方法と事後措置．結核診療ガイドライン，改訂第3版．南江堂，東京，2015．

Q VII-14

院内で結核患者が発生した場合，接触者健診該当者をどのような基準で選択すればよいのでしょうか。また，インターフェロン-γ遊離試験（IGRA）を使って接触者健診を行う際に，ツベルクリン反応と比べて，どのような点に注意が必要でしょうか。

A

　接触者健診は，排菌していたと考えられる期間に患者と接触した職員や患者が対象となります。参考文献の濃厚接触者の定義によれば，「換気の乏しい狭隘な空間を共有，結核菌飛沫核を吸引しやすい医療行為に従事」あたりが該当するものと思われます。接触者の数が少なければ，接触者全員を対象とします。もし多数の接触者がいれば，まず上記の濃厚接触者を対象（第一同心円）とし，その中で発病者や IGRA 陽性者が多数見つかるようであれば，さらに接触度の低いグループにまで対象（第二同心円）をひろげる手法が現実的かと思います。また地域によっては，保健所との協議の上，対象者が決定される場合もあります。

　IGRA は，直後および 2 カ月後に検査を行い，陽性化がみられれば感染者（潜在性結核感染症（latent tuberculosis infection：LTBI））と診断され，イソニアジドの予防内服の対象となります。ツベルクリン反応（ツ反）と異なり BCG による偽陽性がないため，IGRA は非常に特異性が高くこのような判定が可能となります。また感度も基本的に良好と考えられるため，2 カ月後検査で陰性であればその後のフォローは不要とされています。したがって，接触者健診は基本的には IGRA による判定が望ましいと考えられます。ただし小児（小学生以下）の場合は，IGRA の感度が低下する可能性が指摘されており，必要に応じてツ反を併用します。

参考文献

1) 日本結核病学会 編：VI-4 接触者健診の方法と事後措置. 結核診療ガイドライン，改訂第 3 版. 南江堂，東京，2015.
2) 地域における効果的な結核対策の強化に関する研究班 編：感染症法に基づく結核の接触者健康診断の手引き，改訂第 5 版. 平成 25 年度厚生労働科学研究費補助金 新型インフルエンザ等新興・再興感染症研究事業，2014.

Q VII-15

院内発生の結核曝露者に対し，接触者健診を実施しています。保健所ではすでにインターフェロン-γ遊離試験（IGRA）を導入しており，当院でも今年から導入しました。これまで健診は2年後まで実施が必要でしたが，IGRA を使用した場合も2年後まで経過観察が必要でしょうか。

A

　IGRA の検査時期については，原則として結核患者との最終接触から8週間以上経過した後に行います。適切な時期に行われた IGRA の結果が「陽性」であれば，胸部 X 線検査などの精査を行い，発病していない場合でも医療機関が必要と判断した場合には，潜在性結核感染症（LTBI）として治療を行います。「陰性」であれば，その後の経過観察は，原則として不要です。ただし，IGRA は接触者健診を止める判断のために行っているわけではなく，例えば接触者集団の IGRA 陽性率が高い場合（およそ15％以上）や，実際に多くの2次発病者を認める場合には，IGRA 陰性であってもフォローを中止せず，患者との最終接触から6カ月後に IGRA を再検することが推奨されます。さらに，結核の発病は約8割が感染後2年以内であることを考慮すると，やはり従来どおり，経過観察が必要と判断された接触者（例えば高感染率集団で感染疑いのある場合や，LTBI で未治療の場合など）は，最終接触後から2年間は，半年ごとの胸部 X 線検査などで経過観察を実施することが望ましいでしょう。

参考文献
1) 日本結核病学会 編：VI-4 接触者健診の方法と事後措置. 結核診療ガイドライン，改訂第3版. 南江堂，東京，2015.
2) 地域における効果的な結核対策の強化に関する研究班 編：感染症法に基づく結核の接触者健康診断の手引き，改訂第5版. 平成25年度厚生労働科学研究費補助金 新型インフルエンザ等新興・再興感染症研究事業，2014.

Ⅶ-16 クォンティフェロン®（QFT）で判定保留（疑陽性）になった職員への対応について教えてください。

　QFTで判定保留（疑陽性）とは陰性基準を超えているが，陽性基準を超えない値で，その解釈は感染リスクの度合いを考慮し，総合的に判断されます。通常は感染していないと判断しますが，感染源との接触の濃密さ，接触期間および感染源の排菌状況を加味し，また曝露を受けたとされる集団で，QFTの陽性率が高い（例えば，対象とした接触者集団のQFT陽性率が15％以上の場合など），2次発病者がいるなど，集団感染の可能性が高い場合は判定保留（疑陽性）者も潜在性結核感染者として扱い，治療（通常はイソニアジド単剤：従来の予防内服）の対象と考えます。追跡調査に関しては，判定保留（疑陽性）でも感染していないと判断した場合には追跡不要ですが，感染の可能性が高い場合は2年間追跡します。

　なお，T-SPOT®で「判定保留」となった場合は，QFTの解釈とは異なり，再検査が推奨されている点に注意が必要です。

参考文献
1) 日本結核病学会 編：Ⅵ-4 接触者健診の方法と事後措置. 結核診療ガイドライン，改訂第3版. 南江堂，東京，2015.
2) 地域における効果的な結核対策の強化に関する研究班 編：感染症法に基づく結核の接触者健康診断の手引き，改訂第5版. 平成25年度厚生労働科学研究費補助金 新型インフルエンザ等新興・再興感染症研究事業，2014.

Ⅶ-17 病棟で結核患者が発生したとき，濃厚接触者に対してクォンティフェロン®（QFT）検査を行いますが，QFT検査の年齢層別の陽性率はわかっているのでしょうか。

　Moriらの報告によると，東京近郊の1都市の40歳以上の住人1,559人を対象にQFT検査を行ったところ，全陽性率7.1％，40歳代が3.1％，50歳代が5.9％，60歳代が9.8％との報告があります。またHaradaらは，結核病床のある病院に勤務している医療従事者を対象に調査したところ，29歳以下が2.0％，30歳代が3.7％，40歳代が8.5％，50歳代が20.3％，60歳以上が25％と報告しています。Moriらの報告よりも陽性率が高いのは，結核患者との日常的な曝露が関係している可能性があります。QFT検査による接触者健診は通常，最終接触から8～12週後に行われることが多いですが，この場合，特に50歳代以上の場合にはQFT陽性となっても直近の接触による感染以外に，以前の感染の可能性も考える必要があります。このため，これを避けるには，曝露後2週間以内のQFT検査や入職時のQFT検査を行い，QFT検査値のベースラインを知ることが重要です。

参考文献
1) Mori T, Harada N, Higuchi K, et al.：Waning of the specific interferon-gamma response after years of tuberculosis infection. Int J Tuberc Lung Dis 2007；11(9)：1021-1025.
2) Harada N, Nakajima Y, Higuchi K, et al.：Screening for tuberculosis infection using whole-blood interferon-gamma and Mantoux testing among Japanese healthcare workers. Infect Control Hosp Epidemiol 2006；27(5)：442-448.
3) 日本結核病学会予防委員会：インターフェロンγ遊離試験使用指針. 結核 2014；89(8)：717-725.

Q VII-18

定期外健診（接触者健診）を実施する場合，どの程度まで曝露したら実施する必要があるのかの線引きの目安を教えてください。医師や看護師が結核患者と接触した場合の「濃厚接触者」に分類される，濃厚，高頻度，長時間の接触の具体例を教えてください。

A

　以前の結核予防法で用いられていた定期外健診は，2006（平成18）年12月の「感染症の予防及び感染症の患者に対する医療に関する法律」（感染症法）施行に伴い接触者健診という表現に改められましたので，後者を用いて説明します。

　接触者健診は，結核患者の感染性の評価に加えて，接触者側の感染・発病リスクを組み合わせて健診の優先度を検討します。結核患者の高感染性の代表は，「喀痰塗抹陽性」の結核患者です。喀痰で3回の塗抹検査を実施し，1回でも塗抹陽性（同定検査でも結核）の場合は「高感染性」と判断します。また，塗抹検査では「陰性」であるが，画像所見などによる鑑別の結果「肺結核」と診断され，かつ明らかな「空洞性病変」を伴う患者についても「高感染性」と判断してもよいとされています。

　一方，塗抹検査が3回とも「陰性」で，核酸増幅（polymerase chain reaction：PCR）法陽性もしくは培養陽性の場合は，相対的に感染性が低いので「低感染性」と判断します。吸引痰や胃液を用いた検査結果は診断の有力な根拠になりますが，感染の高さの判断には根拠が乏しいとされています。医療従事者が「高感染性」患者に濃厚接触した場合には「最優先接触者」，「低感染性」患者に濃厚接触した場合には「優先接触者」として扱い，接触者健診の対象になります。結核感染の受けやすさは，結核菌の曝露の濃密さ，頻度，期間により決定されるため，発端となった結核患者（index case）の感染性期間に濃密な，高頻度の，または長時間の接触があった者を「濃厚接触者」と定義します。

　「長時間」に関する明らかな科学的根拠はありませんが，目安として感染性期間に結核患者と通算して「8時間以上」接触があった場合に濃厚接触者と見なす方法があります。これはWHO（World Health Organization）の「航空機旅行における結核対策ガイドライン」において，狭い航空機客室で通算8時間以上結核患者に同乗していた場合に結核感染のリスクが高くなることから，8時間を目安にして接触者の追跡を勧告していることを参考にしたものです。感染者の咳が激しい，換気が不十分な空間での接触，エアロゾルを吸引しやすい医療行為（気管支内視鏡検査，呼吸機能検査，喀痰の吸引，解剖，結核菌検査など）などの感染リスクが増大するような環境下で，空気感染対策が取られていない無防備な曝露があった場合は時間にこだわらずに濃厚接触者として考えます。濃厚接触者ほどではありませんが，結核患者との接触があった場合には非濃厚（通常）接触者として扱います。第一同心円（最優先接触者および優先接触者）の健診で結核感染率が予想よりも高い場合には，第二同心円（非濃厚接触者）にも健診範囲を拡大していきます。

参考文献

1) 地域における効果的な結核対策の強化に関する研究班 編：第3章 接触者健康診断の実際．感染症法に基づく結核の接触者健康診断の手引き，改訂第5版．平成25年度厚生労働科学研究費補助金 新型インフルエンザ等新興・再興感染症研究事業，2014.
2) National Tuberculosis Controllers Association；Centers for Disease Control and Prevention (CDC)：Guidelines for the investigation of contacts of persons with infectious tuberculosis. Recommendations from the National Tuberculosis Controllers Association and CDC. MMWR Recomm Rep 2005；54 (RR-15)：1-47.
3) WHO：Tuberculosis and air travel: guidelines for prevention and control, 2nd ed, WHO, Geneva, 2006.

Q VII-19

結核患者に職員が曝露した場合に接触者リストの作成を保健所から指示されますが，保健所からの検査の指示がある場合も，ない場合もあります。また，感染者が見つかった場合に，検査対象者の追加が指示されることが多いようです。検査対象者を選択する場合の一般的考え方について教えてください。

接触者健診の対象者は，ハイリスク接触者と濃厚接触者に分けて考えます。質問は，濃厚接触者の基準についてと思われます。濃厚接触者は初発感染者が感染性であったと思われる時期（感染性期間）に濃密で，高頻度，または長時間の接触があった者と定義されます。感染性期間は，CDC (Centers for Disease Control and Prevention) のガイドラインでは，基本的に結核診断日の3カ月前からを感染性期間とすることが勧められています。日本でも，基本的に「結核診断日の3カ月前，または初診時の胸部X線検査ですでに空洞所見を認めた例では初診日の3カ月前」を始期とするのが望ましいとされています。また，感染曝露期間に関する適当なカットオフ値の科学的根拠は明らかになっていません。保健所の担当者により長時間接触の判断を行っているのが現状で，一般的には累積曝露時間が8時間以上を目安にしています。接触者の中から感染者が見つかった場合は，当然ながらそこから接触者健診の対象者が選定されます。病院における結核接触者健診に関しては，保健所が主導的に行う場合と，病院側に施設の感染制御活動の一環としてある程度任せる場合があります。いずれにしろ，保健所とよく相談の上，事後処置の方法について相互の理解を深めておくことが必要です。実務上は「感染症法に基づく結核の接触者健康診断の手引き」が参考になります。

参考文献

1) 地域における効果的な結核対策の強化に関する研究班 編：第2章 接触者健診に関連する基本用語等の解説．感染症法に基づく結核の接触者健康診断の手引き，改訂第5版．平成25年度厚生労働科学研究費補助金 新型インフルエンザ等新興・再興感染症研究事業，2014.

Q VII-20

前院で結核患者と接触した職員が，インターフェロン-γ遊離試験（IGRA）陽性だが，咳などの症状もなく，胸部X線上も問題ないため，「感染はしているが発症はしていない。免疫低下時に発症の可能性があるので，予防内服か定期健診でもよい。」と保健所から言われたそうです。どのように対処すればよいでしょうか。

該当職員は，潜在性結核感染症（LTBI）の可能性が高いものと考えられます。米国では，2000（平成12）年に新たな勧告「選択的ツベルクリン反応検査と潜在性結核感染症の治療」を発表し，結核発病リスクの高い者（感染後1年以内も含む）と判断された者には，年齢によらずLTBI治療を行い，「潜在的な病気である結核状態を治療する」という，より積極的な姿勢で活動性結核の予防に臨んでいます。日本の2013（平成25）年に示された潜在性結核感染症治療指針では，医療従事者について，最近の感染が疑われる場合には，LTBI治療が推奨されています[1]（今現在は，「予防内服」という概念から「LTBI治療」という概念へ変わっています）。LTBI治療による発病防止効果は，イソニアジドの6カ月投与で約50～70％，イソニアジドの12カ月投与で90％以上のリスク低減が得られ，その効果は10年間以上継続するものと考えられています。

参考文献
1) 日本結核病学会予防委員会・治療委員会：潜在性結核感染症治療指針．結核 2013；88（5）：497-512．

Q VII-21

新規採用者に対してインターフェロン-γ遊離試験（IGRA）をすることにしました。この時点で陽性であった場合，胸部X線検査などの精査や潜在性肺結核の治療は必要でしょうか。また，ベースラインが陽性であった職員が接触者健診を受けた場合，胸部X線検査で活動性肺結核の所見がなく，IGRAが陽性であれば，やはり潜在性肺結核の治療を行ったほうがよいのでしょうか。

A

　入職時の健康診断にてIGRAが陽性の場合は，現在発病していないかどうかを精査する必要があります。発病が否定されれば，年齢，過去の結核患者との接触状況などを考慮し，最近（概ね2年以内）感染したと思われる場合に潜在性結核感染症（LTBI）の治療を行います。潜在性結核感染症の治療を最近感染したと思われる場合に限定する理由は，結核発病者のうち65%は感染後2年以内の発病であること，感染後年月を経た者は発病しにくく，LTBI治療のメリットは少ないこと，また60歳代の一般住民では10%がIGRA陽性で，50歳代医療従事者では20%，40歳代医療従事者では9%がIGRA陽性という報告があり，それらの者すべてを潜在性結核治療対象とするのは現実的ではないことからです。最近感染したと思われる具体例としては，「2年以内に結核患者との接触があった」「医療関係者など患者と接触する職場に勤めはじめてから2年以内である」者が挙げられます。

　一方，最近感染したと思われない者としては，長年患者と接触してきた医療関係者や結核既感染率が高くなる年配者です。ベースラインが陽性であった職員が接触者健診を受け，胸部X線検査で活動性肺結核の所見がない場合は通常潜在性肺結核の治療対象とはなりません。しかし，接触者健診でほかの感染者が確認された場合は，この職員の免疫状態によっては外来性再感染の可能性も考慮し潜在性肺結核の治療が必要な場合も考えられます。

参考文献
1) 日本結核病学会予防委員会：医療施設内結核感染対策について. 結核 2010；85(5)：477-481.

Ⅶ-22

結核はしばしば妊娠を契機に増悪するとされています。定期健診を産休で受けずにいた職員が，産休後職場復帰したあとで結核と診断されたことがありました。重症病棟担当だったため，大変慌てたのですが，このような例では復職のときに結核健診を行うべきだったのでしょうか。何か規定はあるのでしょうか。

　肺結核では，産褥期に増悪や再燃する可能性を示唆する報告があり，横隔膜の低下による肺の拡大や，育児・授乳のための睡眠不足，過労，低栄養などが原因として考えられます[1]。

　事業者は，労働安全衛生法第66条にもとづき，労働者に対し健康診断を行わなければならない，と定められています。産休などの休職により定期健康診断を受けられない場合の規定は特にありませんが，少しでも呼吸器症状があれば出産後・復職時に胸部X線検査を実施しておくことが望ましいと考えられます。一定期間以上の休職後には健康診断を行うように院内で規定しておくとよいのではないでしょうか。

参考文献
1) 福益博：結核．図説産婦人科VIEW38 母子感染．荻田幸雄，今中基晴 編，メディカルビュー社，東京，pp94-101, 2000.

Q VII-23

肺癌で通院中の患者が，血痰・呼吸苦・微熱を主訴に救急車で来院し入院。翌日，緊急で気管支鏡検査を施行し，検査時に採取した分泌物から抗酸菌の塗抹陽性（2＋）という結果でした。患者が結核であると確定するまでの間，どのような対策を実施すればよいのでしょうか。（結核病床，陰圧個室なし）

A

結核の可能性がある場合，感染源隔離のため患者を個室に収容します。陰圧個室がなければ一般個室でやむをえませんが，換気が一般病室とは別系統（独立換気）になっていること，また室内にHEPA (high-efficiency particulate air) フィルター付きポータブル型の空気洗浄機を設置することが望ましいとされます。患者の行動制限としては，原則的に個室内での管理とし，どうしても室外に出なければならない時は必ずサージカルマスクを着用させます。診療にあたる職員は必ずN95マスクなどの気密性マスクを着用し，空気感染予防策を行ってください。結核の確定診断が付いたら結核病床のある病院への転院を検討しますが，確定前から入院後の同室者や患者に接した医療従事者のリストを作成しておくと，後で接触者健診が必要になった時の対応に便利です。

参考文献

1) 満田年宏 訳：医療環境における結核菌の伝播予防のためのCDCガイドライン．メディカ出版，大阪，2016．
   http://www.cdc.gov/mmwr/PDF/rr/rr5417.pdf
2) 国公立大学附属病院感染対策協議会 編：結核対策．病院感染対策ガイドライン，改訂第2版．じほう，東京，pp47-67, 2015．

Q Ⅶ-24

当院は結核菌の喀痰塗抹陽性が判明した場合は直ちに専門施設へ転送しています。非陰圧室から患者が退室した場合，どのくらい時間をおけば次の患者の入室が許容されるでしょうか。同様に，転送に救急車を依頼した場合にはどのくらいの時間をおけば次の出動が許容されるでしょうか。

A

　感染症用隔離個室の換気条件は，室内空気が1時間に最低12回入れ替わること（そのうち2回は外気を導入）が必要とされています[1]。窓の開放程度であれば可能ですが，冷暖房を行いながら換気回数の確保を行うのは容易ではありません。一般病室の換気条件が，1時間に最低6回（そのうち2回は外気を導入）ですので，可能な限りの換気を約2時間程度行えば，次の患者の入室が許容されると考えられます。また，救急車で搬送する場合は，明らかに感染性がない場合を除き，患者に外科マスクを着用させ，救急隊員，医療関係者，同乗者などにはN95マスクを着用させ，窓を開けるなど，車内の空気を常に外に出すように指示します[2]。患者搬送後の措置としては，患者が床などに排出した痰あるいは痰などが付着していると思われる救急車内は，70％以上のエタノールあるいは次亜塩素酸ナトリウムなどにより，拭き取るか清拭して感染性廃棄物として処理します。搬送後の換気時間についての取り決めは特になく，搬送後の車内の換気を十分に行えば次の出動に問題はありません。

参考文献
1) 病院設備設計ガイドライン（空調設備編），HEAS-02-2013. 日本医療福祉設備協会，東京，2013.
2) 日本結核病学会予防委員会：輸送機関の結核感染と予防対策. 結核 2004(8)；79：503-506.

Q VII-25 結核性関節炎患者の手術を行うときにどのような感染予防策をとればよいのでしょうか。

　肺外結核の場合には，「肺結核の合併」「口腔や喉頭での肺外結核」「病原体数の多い開放性膿瘍や病巣のある肺外結核（特に，膿瘍や病巣からの排膿が著しいか，排液のエアロゾル化がある場合）」がみられない限り，感染性はないのが一般的です。このことから，結核性関節炎患者の手術にあたり，術前精査で肺結核または喉頭結核が判明した場合や，術中に排液のエアロゾル化の可能性がある場合には，十分な空気感染対策が推奨されます。

参考文献
1) 地域における効果的な結核対策の強化に関する研究班 編：第2章 接触者検診に関連する基本用語等の解説．感染症法に基づく結核の接触者健康診断の手引き，改訂5版．平成25年度厚生労働科学研究費補助金新型インフルエンザ等新興・再興感染症研究事業，2014.
2) 国公立大学附属病院感染対策協議会 編：結核対策．病院感染対策ガイドライン，改訂第2版．じほう，東京，pp47-67, 2015.

Q VII-26 結核が疑われる患者の肺病理標本の切り出しや喀痰を扱う場合は安全キャビネット内で行う必要はあるのでしょうか。ホルマリン対策用のエアコンディショニングはあるのですが，心配です。

　安全キャビネットで作業を行うのが理想です。特に肺病理組織などは，結核に限らず病原性の強い真菌も念頭に置くべきと考えます。エアコンディショニングの気流の方向性が問題と思われますが，安全キャビネットの代用としては不十分と思われます。

参考文献
1) 日本結核病学会抗酸菌検査法検討委員会：結核菌検査に関するバイオセーフティマニュアル2005年 第1版．結核 2005；80(6)付録：499-520.（2007年一部改訂）.

VIII

廃棄物

Q VIII-1 感染性医療廃棄物について，その分別がわかりません。具体的に教えてください。

A

環境省から示された「廃棄物処理法に基づく感染性廃棄物処理マニュアル」[1]によれば，感染性廃棄物の具体的な判断は次の1～3の視点から判断することを基本とします。

1 形状の観点
(1) 血液，血清，血漿及び体液（精液を含む。）（以下「血液等という」。）
(2) 手術等に伴って発生する病理廃棄物（摘出又は切除された臓器，組織，郭清に伴う皮膚等）
(3) 血液等が付着した鋭利なもの
(4) 病原微生物に関連した試験，検査等に用いられたもの

2 排出場所の観点
感染症病床，結核病床，手術室，緊急外来室，集中治療室及び検査室（以下「感染症病床等」という。）において治療，検査などに使用された後，排出されたもの

3 感染症の種類の観点
(1) 感染症法の一類，二類，三類感染症，新型インフルエンザ等感染症，指定感染症及び新感染症の治療，検査等に使用された後，排出されたもの
(2) 感染症法の四類及び五類感染症の治療，検査等に使用された後，排出された医療器材，ディスポーザブル製品，衛生材料等（ただし，紙おむつについては，特定の感染症にかかるものなどに限る。）

通常，医療関係機関等から排出される廃棄物は「形状」，「排出場所」及び「感染症の種類」の観点から感染性廃棄物の該否について判断ができるが，これらいずれの観点からも判断できない場合であっても，血液等その他の付着の程度やこれらが付着した廃棄物の形状，性状の違いにより，専門知識を有する者（医師，歯科医師及び獣医師）によって感染のおそれがあると判断される場合は感染性廃棄物とする。

なお，非感染性の廃棄物であっても，鋭利なものについては感染性廃棄物と同等の取り扱いとする。

参考文献
1) 環境省大臣官房廃棄物・リサイクル対策部 編：廃棄物処理法に基づく感染性廃棄物処理マニュアル．環境省，2012．
https://www.env.go.jp/recycle/misc/kansen-manual.pdf

Q VIII-2

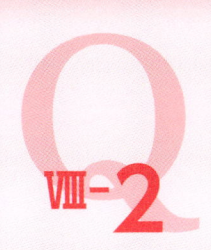

廃棄物の処理及び清掃に関する法律（廃棄物処理法）の改訂により廃棄物の分別が変わりましたが，廃棄の分別では，廃棄物の形状，廃棄物の出どころ，感染症の種類の観点が問われていますが，感染症が確認されていない患者から廃棄されたゴミは一般ゴミに分類してもよいのでしょうか。

A

「廃棄物処理法に基づく感染性廃棄物処理マニュアル」では，「『形状』，『排出場所』および『感染症の種類』の観点から感染性廃棄物の該否について判断基準が示されており，これらいずれの観点からも判断できない場合であっても，血液等その他の付着の程度やこれらが付着した廃棄物の形状，性状の違いにより，専門知識を有する者（医師，歯科医師及び獣医師）によって感染のおそれがあると判断される場合は感染性廃棄物とする。なお，非感染性の廃棄物であっても，鋭利なものについては感染性廃棄物と同等の取扱いとする。」と規定されています。医療関係機関などから排出される廃棄物は，感染性の有無にかかわらず標準予防策に則り分別するのが妥当と考えます。

参考文献

1) 環境省大臣官房廃棄物・リサイクル対策部 編：廃棄物処理法に基づく感染性廃棄物処理マニュアル．環境省，2012．
https://www.env.go.jp/recycle/misc/kansen-manual.pdf

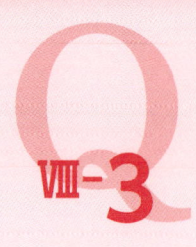

Q VIII-3 HIV感染者の自己注射用器具（血液製剤）の感染性廃棄物の処理区別についてどうあるべきか教えてください。

　医療廃棄物に関しては，感染症の病態に関係なく，標準予防策に従った感染性廃棄物の処理をします。1996（平成8）年に，米国疾病管理センター（Centers for Disease Control and Prevention：CDC）は，血液，体液，すべての湿性生体物質（血液の混入にかかわりなく），および粘膜，傷のある皮膚に対してスタンダード・プリコーション（標準予防策）という概念を発表しています。この予防策は感染の有無にかかわらず，すべての患者に対する対策となります。さらに，血液製剤を自己注射されているヒト免疫不全ウイルス（human immunodeficiency virus：HIV）の患者に対しては，家族などへの伝播を防ぐための指導，管理が重要となります。患者の血液や製剤に触れた器具，製剤の瓶，特に注射針の処理は所定の廃棄ボックスに捨てます。使用済みのすべての材料は病院に持参してもらい感染性廃棄物として廃棄しますが，特に使用済みの針は堅固な医療用廃棄物容器に廃棄することを徹底するよう指導します。家庭療法用にメーカー各社から針廃棄用の容器を配布されているようです。中四国エイズセンター（広島大学病院）のホームページに補充療法の実際，凝固因子製剤について患者への指導方法も掲載されています。

参考文献

1) 小林寛伊 編：病院感染対策Q&A―ムダ・ムリ・ムラをなくす感染対策．照林社，東京，pp14-15, 2003.
2) 環境省大臣官房廃棄物・リサイクル対策部 編：廃棄物処理法に基づく感染性廃棄物処理マニュアル．環境省，2012.
　https://www.env.go.jp/recycle/misc/kansen-manual.pdf
3) 中四国エイズセンター：凝固因子製剤．
　http://www.aids-chushi.or.jp/c7/hemophilia/5.html
4) 中四国エイズセンター：補充療法の実際．
　http://www.aids-chushi.or.jp/c7/hemophilia/7.html

Q VIII-4 輸液終了後に抜針した針（翼状針）の廃棄はどのように行いますか。

A 標準予防策に則り，手袋を（患者の状況によってはマスクなどの個人防護具（personal protective equipment：PPE）も）装着して，持ち運び可能な廃棄ボックスをそばに置いて抜針し，リキャップせずそのまま捨てます。可能であれば，安全装置付きの器材を使用します。

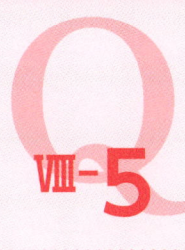

Q VIII-5 当院では針刺し防止対策としてプラスチック針を導入しています。リキャップは原則禁止していますがプラスチック針であれば廃棄する際，リキャップしてもよいのでしょうか。

A 針刺し防止のためにプラスチック針であっても，リキャップせずに堅固な医療用廃棄物容器に廃棄してください。施設によってはリキャップを許可している場合もあるようですが，リキャップしてもよいという明文化された資料はなく，製造メーカーもリキャップしてもよいという説明はしていないようです。針刺し・切創とは，針に限らず鋭利な器具などによる刺創，切創の総称であることを考えると，リキャップ禁止は針刺し・切創防止に有効と思われます。

参考文献
1) 小林寛伊 編：病院感染対策Q&A―ムダ・ムリ・ムラをなくす感染対策．照林社，東京，pp84-85, 2003.
2) 矢野邦夫 監訳：隔離予防策のためのCDCガイドライン―医療現場における感染性微生物の伝播の予防，2007.
 http://www.maruishi-pharm.co.jp/med/cdc/all02.pdf
3) ICPテキスト編集委員会 編：ICPテキスト―感染管理実践者のために．メディカ出版，大阪，pp237-243, 2006.

Q VIII-6

薬剤のワンショット注入をする際，薬剤を吸い上げた注射針にリキャップしてベッドサイドに持参します。キャップ付きのままの針を注射器から外して，三方活栓からワンショット注入した後に，キャップと針をわざわざ別に廃棄する必要があるのでしょうか。

A

　キャップを外す行為自体が針刺しをするリスクとなりうるので，はめてあるキャップを廃棄のためだけに外す必要はないかと思います。そのまま携帯用の針廃棄容器へ廃棄してください。ただ，できれば金属針ではなく鈍針を導入するなどして，ベッドサイドへ不要な針を持っていかないようにすることも針刺し防止のために検討してはどうでしょうか。

参考文献

1) 日本医療機能評価機構認定病院患者安全推進協議会 編：感染管理に関するツール集2009年度版，患者安全推進ジャーナル別冊．日本医療機能評価機構，東京，2009．

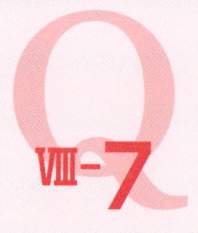

Q VIII-7

点滴のミキシングに使った注射針を感染性廃棄物の鋭利なものとしての廃棄容器へリキャップして捨てています。問題でしょうか。

A

　注射針などの鋭利なものについては，未使用のもの，血液が付着していないものであっても，感染性廃棄物と同等の取り扱いが必要になります。ミキシングに使用後の注射針による針刺しで感染することはありませんが，指などを刺傷して創ができることは，微生物の進入門戸にもなりえます。また，抗癌剤などの薬液による曝露も考えられます。針刺し防止の観点からリキャップをしない習慣を付けるためにも，患者に使用・未使用にかかわらずミキシングに使用した注射針であっても，リキャップせずに廃棄することが必要だと考えます。

参考文献

1) 環境省大臣官房廃棄物・リサイクル対策部 編：廃棄物処理法に基づく感染性廃棄物処理マニュアル．環境省，2012．
https://www.env.go.jp/recycle/misc/kansen-manual.pdf
2) 日本病院薬剤師会 監：抗がん剤調製マニュアル—抗悪性腫瘍剤の院内取扱い指針，第2版．北田光一，加藤裕久，濱敏弘，他 編，じほう，東京，2009．

Q Ⅷ-8 どうしてもリキャップしなければならない場合の安全な対処法について教えてください。

　針の形状にかかわらずリキャップを行わないのが原則です。しかし，構造上，使用上どうしてもリキャップしなければならない場合に限り，片手すくい法でリキャップを行います（置いてあるキャップを針ですくい上げるようにしてキャップする方法。片手で行い，両手は絶対に使用しない）。金属製の外筒にディスポーザブルのカートリッジを装填して使用する歯科用局所麻酔用注射器などがこの場合にあたります。

参考文献
1) 日本医療機能評価機構認定病院患者安全推進協議会 編：感染管理に関するツール集 2009 年度版，患者安全推進ジャーナル別冊．日本医療機能評価機構，東京，2009.
2) 国公立大学附属病院感染対策協議会 編：針刺し・切創，皮膚・粘膜曝露対策．病院感染対策ガイドライン，改訂第 2 版．じほう，東京，pp200-212, 2015.

Q Ⅷ-9

血液汚染のない輸液の残液はそのままビニール袋の感染性廃棄物袋への廃棄が必要でしょうか。それとも内溶液をシンクへ廃液した後に捨てるべきでしょうか。

感染性廃棄物は，その形状に応じてバイオハザードの色を分けることとなっています。そして，感染性廃棄物の容器は，液漏れ，注射針の貫通，容器破損や蓋脱落による内容物の散乱などがないように，密閉性，収納の容易性，耐損傷性などの要件を満たすもの，とされています。ご質問の感染性廃棄物袋がどの種類かが書かれていませんのでわかりませんが，バイオハザードマークが橙色であれば，これは固形状のものを廃棄する容器なので，残液はシンクへ廃液するか，固めて廃棄することになろうかと考えます。プラスチック容器のような強度，耐貫通性の感染性廃棄物容器であれば，容器の中で輸液のボトル（プラボトル）が破損した場合でも感染性廃棄物容器から漏れ出ることはありませんが，ビニール袋や紙製であれば破損時の液漏れの可能性がありますので，前述のような対応が必要と考えます。

参考文献

1) 環境省大臣官房廃棄物・リサイクル対策部 編：廃棄物処理法に基づく感染性廃棄物処理マニュアル．環境省，2012.
https://www.env.go.jp/recycle/misc/kansen-manual.pdf

Q Ⅷ-10

通常，閉鎖式の排液バッグの排液を処理する場合，どのように行いますか。

標準予防策に則り，患者の状況から手袋，マスク，ゴーグルあるいはフェイスシールド，ガウンあるいはエプロンを装着して行い，排液口に触れないように，個別の容器に回収し，処理をします。運搬時は排液で周囲を汚染しないような工夫や，排液を処理時にはねないように廃棄する工夫が必要です。

Q VIII-11

廃棄物マニュアルによると手術室・緊急外来室・集中治療室および検査室において治療・検査などに使用されたものはすべて感染性廃棄物になっていますが，それらの部署で患者に未使用のバイアルやアンプル，点滴袋についても感染性廃棄物としなければならないのでしょうか。

A

　排出場所の観点からそれらの場所で治療，検査などに使用された後，排出されたものは，血液などが付着していなくても，また直接患者に使用していなくても感染性廃棄物として取り扱う必要があります。

参考文献
1) 環境省大臣官房廃棄物・リサイクル対策部 編：廃棄物処理法に基づく感染性廃棄物処理マニュアル．環境省，2012．
https://www.env.go.jp/recycle/misc/kansen-manual.pdf

Q VIII-12

細菌検査室から排出されるシャーレ，試験管，培地などは，オートクレーブ処理後に廃棄していますが，感染性廃棄物密閉容器に直接廃棄することは可能でしょうか。

A

　「廃棄物処理法に基づく感染性廃棄物処理マニュアル」[1]には，細菌検査室から排出される培地などは感染性廃棄物として取り扱うことは記載されていますが，オートクレーブ処理など具体的な方法については述べられていません。しかし，迅速キットなどの添付文書には，「使用後の廃棄にあたっては，滅菌処理をすること。また，廃棄物の処理及び清掃に関する法律，水質汚濁防止法などの規定に従うこと」と記載されています。感染性廃棄物密閉容器に直接廃棄した場合，収集・運搬や処分の過程での容器破損や流出などの可能性はゼロではないため，作業員などが曝露される可能性もあります。使用後の培地などには，培養で増やした大量の微生物が含まれているため，医学・環境衛生上の観点から，その微生物の病原性の有無にかかわらず滅菌して処分するほうがよいと考えます。

参考文献
1) 環境省大臣官房廃棄物・リサイクル対策部 編：廃棄物処理法に基づく感染性廃棄物処理マニュアル．環境省，2012．
https://www.env.go.jp/recycle/misc/kansen-manual.pdf

Q VIII-13

ガラス瓶など破損によってメカニカルハザードをひき起こす可能性のあるものは，できる限り堅牢な容器を使用するように，県からの文書が届きました。アンプル，試験管，シャーレなどは，鋭利なものとして廃棄していますが，すべてのガラス瓶も堅牢な容器を使用した廃棄が必要でしょうか。

A

　感染性廃棄物処理マニュアルでは，血液などが付着している鋭利なもの（破損したガラスくずなどを含む），破損したアンプル・バイアルなどは，感染性廃棄物として取り扱うことが明記されています。血液付着のないガラス瓶などをすべて同じような堅牢な容器を使用する必要はないと思いますが，破損などにより鋭利なものとなって，収集・運搬業者や処分業者の方が負傷する可能性がある場合は，感染性廃棄物と同じように堅牢な容器を使用されるのがよいと思います。

参考文献

1) 環境省大臣官房廃棄物・リサイクル対策部 編：廃棄物処理法に基づく感染性廃棄物処理マニュアル．環境省，2012.
https://www.env.go.jp/recycle/misc/kansen-manual.pdf

Ⅷ-14

採血後の止血用アルコール綿が燃えるゴミに廃棄されているときがあります。感染の危険性についてどのように考えればよいのでしょうか。

B型肝炎ウイルス（hepatitis B virus：HBV）は室温にて環境表面の乾燥血液の中で，少なくとも1週間は生き続け，そのウイルスが皮膚の引っかき傷，擦り傷，火傷，粘膜表面から体内に入り込むと言われています。止血用アルコール綿には血液が付着しているため，少量でもウイルスが存在している可能性はあります。そのためゴミ収集時などには，素手でなく手袋を着用するなど基本的な対策が実践されていることが必要だと考えます。採血者または医療スタッフは，完全に止血されたことを確認してアルコール綿を除去することや，一般ゴミへの廃棄をしないよう説明をしていくことも必要だと思います。

参考文献
1) 脇慎治 監：感染対策に必ず役立つエビデンス集―県西部浜松医療センターにおけるCDCガイドラインの実践, INFECTION CONTROL 2005年春季増刊. 矢野邦夫 編, メディカ出版, 大阪, 2005.

Q VIII-15 血尿患者も普通にトイレで排尿してもよいのでしょうか。また，血尿患者の蓄尿の処理はどのような方法で行えばよいでしょうか。

　すべての湿性生体物質および創傷のある皮膚は感染の可能性がありますが，標準予防策の考え方では血尿の有無によるトイレでの排尿制限はありません。しかし，患者の状況にもよると思われます。例えば，理解力がなく尿失禁があり，著しい環境汚染をきたすことが予測されるような場合には考慮する必要があるでしょう。また，血尿患者の蓄尿処理については，標準予防策に準じ防護用具（手袋・エプロン・マスク・場合によってはゴーグル）を着用し体液曝露を予防するとともに，周囲環境への飛散，汚染をさせないよう注意して行います。

参考文献
1) 森下幸子：標準予防策（スタンダードプリコーション）．感染対策らくらく完全図解マニュアル．INFECTION CONTROL 2009年春季増刊，メディカ出版，大阪，2009，pp8-9．

Q VIII-16 胃液，胆汁などのドレーンの排液処理はどのような方法で行えばよいでしょうか。

　標準予防策に準じ，防護用具（手袋・エプロン・マスク・場合によってはゴーグル）を着用します。交差感染を予防するため，患者ごとおよびドレーンの部位ごとに別々の排液容器を使用し回収することが原則です。また，手技的に，回収時には周囲を汚染させないように静かに排出し，排液口を汚染しないように注意します。さらに処理に至っては汚物室内の専用汚水槽で処理（廃棄）します。

参考文献
1) 長田麻友子，鍋谷佳子：ドレーンの管理．感染対策らくらく完全図解マニュアル．INFECTION CONTROL 2009年春季増刊，メディカ出版，大阪，2009，pp127-128．

Q VIII-17

病院内のトイレに設置してある汚物入れの廃棄物は，一般ゴミ扱いでよいですか，それとも感染性廃棄物として処理するほうがよいでしょうか。

A

「廃棄物処理法に基づく感染性廃棄物処理マニュアル」[1]の「感染性廃棄物の判断フロー」から，汚物入れに廃棄されているゴミは血液や体液などを含んでいることが予測され，感染性廃棄物として処理すべきと考えます。なお，詳細は施設のマニュアルでの確認も行ってください。

参考文献

1) 環境省大臣官房廃棄物・リサイクル対策部 編：廃棄物処理法に基づく感染性廃棄物処理マニュアル．環境省，2012.
https://www.env.go.jp/recycle/misc/kansen-manual.pdf

Q VIII-18

医療者の目の届かないところに感染性廃棄物の箱を置くべきでないとされていますが，個人防護具（PPE）の処理はどのようにするのが適切でしょうか。

A

PPE (personal protective equipment) が必要な時は，患者の血液や体液に接触または飛散を受ける処置・ケア時などであり，使用後のPPEの外側は汚染されています。そのため，PPEを必要とするケアが終了した時点ですぐに外すことが必要です。CDCガイドラインでは，汚染した材料の廃棄と封じ込めを促進するために，使用済みのPPEの廃棄容器は脱いだ場所に便利なところに設置すべきであると記載されています。病室内に感染性廃棄物容器を設置して管理する場合は，蓋付きの容器を使用するなど安全面と衛生面に注意する必要があります。病室外へ持ち出して廃棄する場合には，ビニール袋などに入れて持ち出すなど，汚染面からの病原体拡散防止への対策が必要だと考えます。

参考文献

1) 矢野邦夫 監訳：隔離予防策のためのCDCガイドライン―医療現場における感染性微生物の伝播の予防，2007.
http://www.maruishi-pharm.co.jp/med/cdc/all02.pdf
2) 大友陽子, 他：手指衛生の基本. 感染管理QUESTION BOX2―標準予防策と感染経路別予防策 職業感染対策 第2版（廣瀬千也子・監, 大友陽子, 一木薫・編）, 中山書店, 東京, pp9-28, 2009.

Q Ⅷ-19 針ではない廃棄物で受傷した場合，血液などの目に見える汚染がなければそのままにしておいてもよいのでしょうか。あるいは針刺しと同様に対応する必要があるのでしょうか。

針刺しと同様の対応が必要です。目に見える汚染がなくても患者に使用した以上汚染していると考えてください。患者の血液で汚染された注射針や鋭利な医療用器具などによって医療従事者が遭遇する皮膚への損傷の全体を総称して「針刺し・切創」と言います。血液由来病原体による職業感染は，血液・体液曝露によって発生し，発生経路には，針刺しなどによる経皮的曝露，正常な粘膜への経粘膜的曝露の2つがあります。針でなくてもメス・そのほかの鋭利な器具などで刺創・切創・または粘膜汚染を受けた場合は，直ちに流水と石けんで傷口を十分に洗浄してください（傷口から血液を絞り出すことやアルコールなどによる消毒の感染防止効果は証明されてはいませんが，否定はされておらず，一般に実施されていることが多いです）。

参考文献

1) 小林寛伊 編：病院感染対策Q&A—ムダ・ムリ・ムラをなくす感染対策．照林社，東京，pp84-85, 2003.
2) 矢野邦夫 監訳：隔離予防策のためのCDCガイドライン—医療現場における感染性微生物の伝播の予防，2007.
   http://www.maruishi-pharm.co.jp/med/cdc/all02.pdf
3) ICPテキスト編集委員会 編：ICPテキスト—感染管理実践者のために．メディカ出版，大阪，pp237-243, 2006.

IX 実習生・外部委託職員

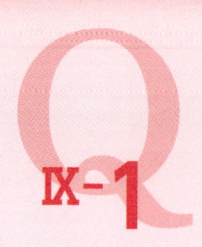

Q IX-1 実習に来る学生にも流行性ウイルス抗体価の測定やワクチン接種を義務づけるべきでしょうか。

A 日本における問題は，流行性ウイルス疾患の中でもいわゆる小児期に接種すべき麻疹，水痘，風疹，流行性耳下腺炎などについて，ワクチンの接種が十分ではないことも根底にあると考えます。現在のところ，実習に来る学生に流行性ウイルス抗体価の測定やワクチン接種を義務づける法律はありません。しかし，近年病院内での感染防止のために，特に患者と接する医療系学生は実習に出る前に必要なワクチン接種をすることが推奨されており，協定書などで実習までに接種すべきワクチンについて指定している小児関連実習施設もあります。ただし，アレルギーや信条上の理由で接種しない事例もあり，流行性ウイルス疾患に曝露した場合，自宅待機するなどの取り決めをするにとどまっているのが現状だと考えます。

参考文献

1) Centers for Disease Control and Prevention (CDC)：Progress toward measles elimination--Japan, 1999-2008. MMWR Morb Mortal Wkly Rep 2008；57 (38)：1049-1052.
2) Centers for Disease Control and Prevention：Guideline for infection control in health care personnel.
http://www.gov/ncidod/dhqp/gl_hcpersonnel.html
3) Immunization of health-care workers: Immunization Practices (ACIP) and the Hospital Infection Control Practices Advisory Committee (HICPAC). MMWR Recomm Rep 1997；46 (RR-18)：1-42.

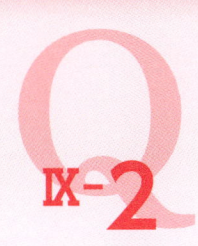

Q IX-2 実習生や大学院生などさまざまな学生が病院には出入りします。針刺しや粘膜曝露が生じた場合の対応方法，特に金銭面や保障面についてどのような対応をされているのでしょうか。

A 　針刺しや粘膜曝露が生じた場合，検査や予防措置については，受け入れ施設のルールに従って検査などを実施しているところが多いのではないでしょうか。学生は，あらかじめ学生・大学院生向けの災害傷害保険に加入していると思いますので，針刺しや粘膜曝露時の必要な経費は保険でカバーできるはずですが，あらかじめ確認されるとよいでしょう。もちろん学生が所属する大学あるいは学部と，受け入れ施設との取り決めがあれば，費用負担も含め，それに従って対応することになるかと思います。

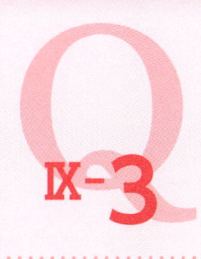

Q IX-3 各職種の実習を受けるにあたって，実習依頼元にHBs抗体検査および麻疹・水痘・風疹・流行性耳下腺炎の抗体検査，各種ワクチン接種をどこまで要求してもよいのでしょうか。

A 　実習施設ごとに対応しているのが現状であると思います。まずは実習依頼元の実態を把握することが重要だと思います。目的は，実習生を感染から守ることと，実習生が感染源となり感染拡大をひき起こさないことです。依頼する側，依頼される側の双方が，医療にかかわる者の重要な責務であることを認識して，実習生や受け入れ側が不利益にならない対応を決めていくとよいと思います。

　2007（平成19）年の麻疹に関する特定感染症予防指針（厚生労働省告示第442号）を受けて，最近では多くの医療・福祉・教育にかかわる大学および専修学校において，入学前・後の学生に対して，麻疹や風疹あるいはそのほかの感染症の予防接種歴，抗体価の確認，あるいは予防接種が推奨されるようになりました。

参考文献
1) 小林寛伊 監訳：医療従事者の感染対策のためのCDCガイドライン, INFECTION CONTROL 別冊. 向野賢治, 久保田邦典 訳, メディカ出版, 大阪, 1999.
2) 厚生労働省：麻しんに関する特定感染症予防指針（平成19年12月28日厚生労働省告示第442号）．2007.
http://www.mhlw.go.jp/bunya/kenkou/kekkaku-kansenshou21/dl/071218a.pdf

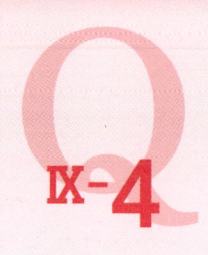

Q IX-4 病棟でインフルエンザがアウトブレイクしました。医学生が実習で出入りしていますが，何か対策は必要ですか。

　ここでは従来の季節性インフルエンザのアウトブレイク対応として話します。まず，実習責任者と話し合い，これ以上伝播を拡大して感染者を出さないために，アウトブレイクがおさまる時期まで実習を中止するという選択があります（学校保健安全法第19条では，「校長は，感染症にかかっており，かかっている疑いがあり，又はかかるおそれのある児童生徒等があるときは，政令で定めるところにより，出席を停止させることができる。」とされています）。

　次に，病棟におけるアウトブレイクが始まった時期に出入りしている実習生の中に，曝露源あるいは曝露者がいないかの確認が必要です。インフルエンザの潜伏期は1～3日，感染期間はウイルスが排出される発症前1日～発症後7日程度で，発症後3日間は伝播性が最も高いとされます。すでにインフルエンザと確定診断された学生は，感染期間中自宅待機となります。また，感染者に曝露した疑いがある学生も，最後に曝露してから潜伏期中は，病棟や外来などへの出入りは避けることが推奨されます。万が一病棟や外来への出入りをする機会にはサージカルマスクの着用が必須です。ただし，曝露後発症までの裁量はあくまで病院と学校側との取り決めによるものと考えます。あらかじめ，学生を対象とした感染制御マニュアルなどを，教務担当者などの関係部門と共同で作成し，病院実習の規定，さらに実習不足分が生じた場合の学部側の対応なども含めて検討しておく必要があります。

参考文献

1) Fiore AE, Shay DK, Broder K, et al.; Centers for Disease Control and Prevention(CDC); Advisory Committee on Immunization Practices (ACIP): Prevention and control of influenza: recommendations of the Advisory Committee on Immunization Practices (ACIP), 2008. MMWR Recomm Rep 2008; 57 (RR-7): 1-60.

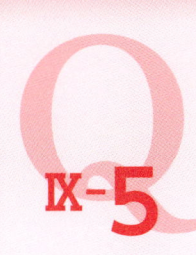

Q IX-5 実習生が病棟実習中麻疹を発症しました。病棟における対策と当該学生への対処法を教えてください。

　まず麻疹を発症した実習生の行動範囲を調査し，曝露が疑われる患者，患者の付き添い，職員，ほかの実習生のすべての麻疹罹患歴と抗体価を確認します。罹患歴や抗体価の不明な者，あるいは過去に測定した抗体価が十分上昇していなかった者では抗体価を再度測定します。麻疹の伝播経路は空気および飛沫感染であるため，接触者の検索対象は実習場所全体とし，具体的には，同一フロアの患者，職員，付き添い，面会者，さらに検査や移動などで明らかに接触したほかの患者，あるいは他部門の医療者も対象とします。

　抗体陰性あるいは抗体価が不十分なレベル*であることが確認された接触者には，発症予防策を検討します。接触後3日以内であれば，緊急ワクチン接種により発症を予防できる可能性があり，接触後3日を過ぎても4日以上6日以内であれば，免疫グロブリン製剤の注射により発症を予防できる可能性があります。

　接触者は，感染の可能性がある日から5日～3週間は麻疹を発症する可能性があるため，麻疹感受性者とは完全に隔離する必要があります。接触者の職員・ほかの実習生が抗体陰性あるいは不十分である際には，勤務・実習の中止あるいは麻疹感受性者と確実に隔離することが求められます。また，この期間内に発熱やカタル症状，発疹などの症状を認めた場合は，速やかに麻疹発症の可能性を考えて医療機関を受診させる必要があります。当該学生への対応としては，即座に実習を中止し，自宅もしくは医療機関内の適切な個室において隔離体制としてください。このようなことを避けるために，平時より職員と同様に実習生の麻疹罹患歴およびワクチン接種歴を確認しておくことが重要です。

[*：医療従事者に求められる麻疹・風疹・水痘・流行性耳下腺炎の抗体価の基準については，日本環境感染学会によるガイドライン[2]に示されています。ただし，どの基準で判断するのかは各施設の事情で異なっているのが現状です。]

参考文献
1) 国立感染症研究所感染症情報センター麻疹対策技術支援チーム：医療機関での麻疹対応ガイドライン（第四版），2013.
2) 日本環境感染学会ワクチンに関するガイドライン改訂委員会：医療関係者のためのワクチンガイドライン，第2版．日環境感染会誌 2014；29(Suppl III)：S1-S14.

Q IX-6

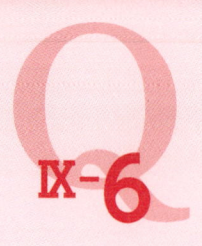

患者に感染させる可能性がある病気に罹っている学生が実習してよいかどうかの判断は，どのようにすればよいのでしょうか。またその判断は，大学全体を統括する保健管理センターがすべきでしょうか，それとも感染対策チームがすべきでしょうか。

A

　空気感染をきたす疾患（結核，麻疹，水痘），飛沫感染をきたす疾患（インフルエンザ，風疹，流行性耳下腺炎など）に罹っている場合は，実習を中止させるべきです。また接触感染をきたす疾患として，流行性角結膜炎やノロウイルス感染は医療関連感染の起きやすい疾患であり実習を中止させるべきです。血液感染を起こす疾患に罹っている際には特に実習の制限はありませんが，標準予防策についての指導は必要です。実習の可否についての判断は，当該疾患の治癒状況や潜伏期間などを総合的に判断して決定する必要がありますので，病院の感染対策チームと学生を統括する保健管理センターや事務部門が協議して決めることが望ましいと思います。事前に基準を定めておくことが大切です。

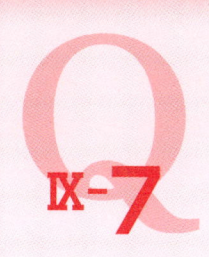

Q IX-7 実習生が抗体検査で麻疹が陰性だったため，実習直前にワクチンを接種しました。実習には抗体がつくまで出ないほうがよいのでしょうか。

　予防接種による免疫は，接種後1週間ほどするとでき始めます。また，曝露後の感染予防の考え方では，これまで免疫がなくても麻疹患者と接触して3日以内にワクチンを接種すれば，予防接種による免疫が侵入してきた野生型ウイルスの増殖を防ぐことになり発症予防できる可能性があるとします。この2つの点から，抗体価が陰性でも実習直前にワクチン接種をすれば実習に出てもよいと思います。ただし，麻疹のワクチンは1回の接種で95％以上の確率で免疫を獲得すると言われていますが，100％確実というわけではありません。そして，一度免疫を獲得しても抗体量が低下してくることもありますので，ワクチンガイドラインでは2回の接種が勧められています。

参考文献
1) 日本環境感染学会ワクチンに関するガイドライン改訂委員会：医療関係者のためのワクチンガイドライン，第2版. 日環境感染会誌 2014；29（Suppl III）：S1-S14.

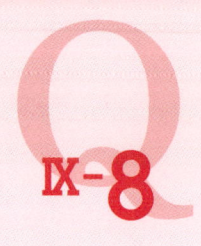

Q IX-8 ステロイド薬内服中の学生に対する4種感染症関連（麻疹，水痘，風疹，流行性耳下腺炎）ワクチン接種は行うべきでしょうか。また，ステロイド薬の内服量・期間がどの程度まであればワクチン接種は可能と考えられるでしょうか。何か目安があれば教えてください。

これらのワクチンはすべて生ワクチンなので，免疫が低下している者に接種すると，発症してしまう可能性があります。実際，麻疹ワクチン，風疹ワクチン，麻疹風疹混合ワクチン，おたふくかぜワクチンの添付文書では「副腎皮質ステロイド剤及び免疫抑制剤等の免疫抑制作用をもつ薬剤の投与中の者，特に長期あるいは大量投与を受けている者，又は投与中止後6カ月以内の者では接種禁忌」と記載されています。したがって，現在日本では，ステロイド薬内服量や期間について公式に明確なラインがあるとは言えません。現状ではステロイド内服を継続している学生への生ワクチンの接種は慎重に検討したほうがよいでしょう。もし，ステロイド薬が中止でき，普通の免疫状態に復する見込みがあるのであれば，それを待って接種を勧めることになるでしょう。

予防接種ガイドライン[1]の巻末には"予防接種ガイドラインなど検討委員会による情報提供"と断った上で，腎臓疾患を有する者に対する日本小児腎臓学会の見解2006（平成18）年3月が掲載されています。それによるとプレドニゾロン投与量が2 mg/kg/日以上では接種をしてはならないとされています。また，ほかの文献では，ステロイド薬2 mg/kg/日以上または20 mg/日以上を14日間以上投与した場合は，投与後1カ月以内の生ワクチン接種は不適当とし，2 mg/kg/日未満または20 mg/日未満の毎日または隔日投与時は，生ワクチン接種は可能である，との見解が紹介されています[2,3]。感染制御の観点からの一般の学生への予防接種の必要性を考える場合と，ご相談の場合のような基礎疾患を持つ学生への予防接種の観点は異なるものと思われます。予防接種をするかどうか，しなかった場合の実習の対応など，主治医，本人，家族，実習担当者などが十分協議の上で決定していく必要があると思われます。

参考文献
1) 予防接種リサーチセンター 予防接種ガイドライン等検討委員会：予防接種ガイドライン．2006.
2) 庵原俊昭：基礎疾患をもつ人への予防接種．日小児アレルギー会誌 2010；24(2)：193-202.
3) American Academy of Pediatrics (AAP)：Immunization in special clinical circumstances. In：Red Book, 28th eds. AAP committee on infectious diseases 2007-2009 ed, AAP, Illinois, pp68-104, 2009.

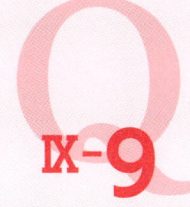

Q IX-9 非医療機関からの実習（事務職など）受け入れの際，各種感染症に対する抗体保有調査をどこまで求めればよいのでしょうか。

　実習生に対する抗体保有調査の対象となる感染症は空気・飛沫感染を起こすもので，麻疹・水痘・風疹・流行性耳下腺炎の4疾患が一般的です。実習開始前に前述の4疾患の抗体検査結果の提示を求めることがよいと思われます。さらに，可能であれば陰性者への事前のワクチン接種を求めると，より良いでしょう。ただし，実習期間や実習内容も考慮する必要があります。具体的には，職種にかかわらず実習期間が1日でも病棟や受付などで患者と濃厚な接触をする場合は検査結果の提示を求め，実習期間が長期でも患者との接触機会が少なければ提示の必要性は低くなります。医学生などの実習では，HBs抗体価も確認し，陰性の場合はワクチン接種を勧める場合もあります。なお，結核に感染していないことの確認にもご留意ください。

参考文献
1) 国立感染症研究所感染症情報センター麻疹対策技術支援チーム：医療機関での麻疹対応ガイドライン（第四版），2013.

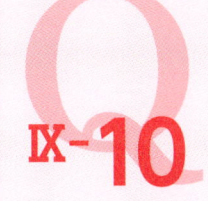

Q IX-10 外部委託職員に必要な研修について，具体的に教えてください。また，本来会社で行われるべき研修（専門業務員としてあるべきスキル）と，病院で行う研修について教えてください。

　外部委託職員は，病院内での業務であることを十分に理解した上で，少なくとも基本的な標準予防策や感染経路別予防策については，本来会社で研修を済ませておくべきと考えます。病院では，全職員に対して定期的に院内感染対策研修会を実施することが求められており，外部委託業者も例外ではありません。医療者向けのテーマと同じであっても，理解しやすいように噛み砕いて解説するとか，業務に直結するようなテーマを選ぶなど（例えば清掃職員に対して，廃棄物処理時の針刺し・切創対策など），研修内容に工夫が必要かと思います。

Q IX-11

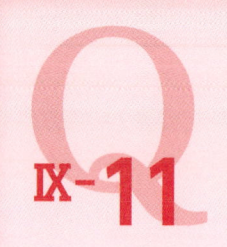

外部委託職員に対してのHBs抗体や麻疹などの流行性ウイルス疾患に対する抗体価測定，さらにワクチン接種などに関しての管理は，通常，どこが責任を持って実施すべきでしょうか。金銭的な面も含めて，どのように考えるべきか教えてください。

A

　病院内での業務であることを十分に理解の上，派遣元において実施すべきであると考えます。派遣元において実施しておらず，病院で行う場合には，経費を派遣元に請求するのが当然であると考えます。患者と接する外部委託職員（清掃員，患者搬送業務員，看護助手など）については，入職後に検査や予防接種の機会を提供している施設もあります。病院側としては抗体価測定や予防接種の機会を提供することで情報の把握が確実になります。どのようなスタイルを取るのか，業者との契約時に明確にしておくことが大切と思われます。

　2014（平成26）年に行った国公立大学附属病院感染対策協議会のアンケート（国立45施設，国立9施設，防衛医大）調査結果（Q V-7参照）では，麻疹，水痘，風疹，流行性耳下腺炎の4種感染症とB型肝炎に関しては外部委託職員に対しても，ワクチン接種歴あるいは罹患歴の証明を約3割の施設（55施設中16施設）が要求するようになっています。感染制御担当部署や事務部などの管理部門が外部委託職員の抗体保有状況の把握をする施設が増加していると考えられます。そのほか，職種により推奨程度としている，または仕様書に注意喚起などを示している施設もあります。

Q IX-12

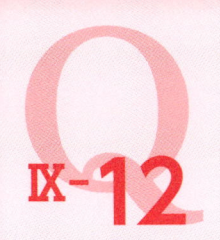

当院では外部委託の清掃職員が入っています。作業員の方々には毎年感染対策の講義を実施していますが，意識を高めるために必要な教育内容として，職業感染対策，標準予防策以外で関心を持っていただける内容があるでしょうか。

A

　外部委託の清掃職員は医療従事者ではありませんので，「病気がうつるかもしれない」という漠然とした心配を抱えている場合があります。医療関連施設の清掃を請け負うことに伴う不安を解消するための質疑応答や，職業感染を防止しつつ環境を清浄にするための環境消毒方法の実技演習なども効果的であると思われます。

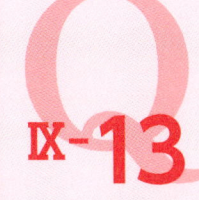

Q IX-13

廃棄物収集時は，手袋を着用することを推奨していますが，廃棄物に触れる時だけ手袋を着用するということは困難です。収集場所が数カ所あり，運搬や移動ごと，ドアやエレベーターのボタンに触れる時など手袋を着用したままですが，どのように指導すればよいのでしょうか。同じ悩みを抱えている施設も多いと思いますので，よい方法があったら教えてください。

A

　廃棄物収集担当者に手袋交換や手指衛生は必要なことですが，作業の途中でそれらの行動を求めるには困難であることが容易に想像できます。例えば，廃棄物収集は患者と交差しない動線を確保する，廃棄物収集の時間帯を調整する，廃棄物収集に使用したエレベーターは直後に清掃を行うなどの方法で環境汚染のリスクを最小にできるかもしれません。また，多くの人が触れるエレベーターのボタンなどでは，手袋を外すことといった基本的な指導は必要と考えます。

X その他

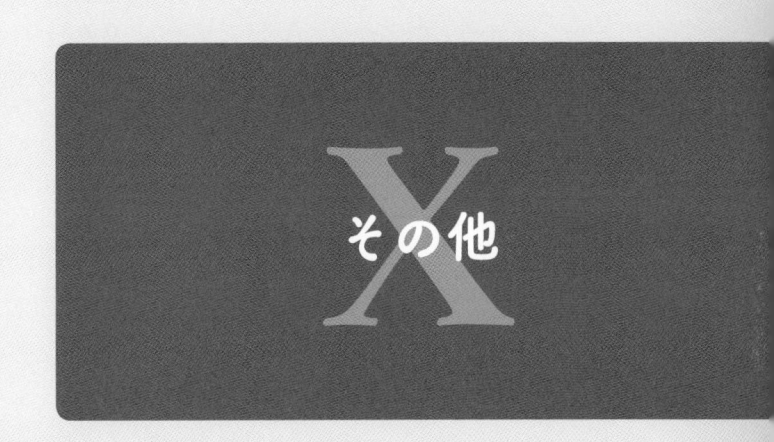

Q x-1

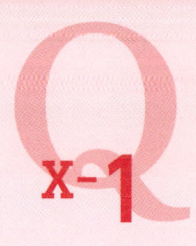

外来診療で重症肺炎患者が診察室に入りました。診察室に同室した医療従事者が，この患者から感染する危険性はないのでしょうか。

A

　肺炎の原因病原体や医療従事者の免疫状態により，感染症の感染・発病の危険性は大きく異なるものと考えられます。それゆえ，診察前に患者の背景や病状から，結核やインフルエンザなど，容易に伝播しやすいような病原体が想定された場合は無論のこと，そうではなくても普段から感染予防対策に配慮した診療スタイルやスペースの工夫が必要です。2009（平成21）年当時の新型インフルエンザ（H1N1 pdm09）の流行で一般の方の病院の感染対策やご自分の防衛策にも関心が高まりました。病院施設や職員の感染防止策の配慮を評価する視点も一般市民の方々に出てきたのではないかと思います。このご質問では種々の条件がわかりませんので，一般的なお話になりますが，感染性の疾患で来院される患者も多いのですから，診察室ばかりではなく待合室や受付でも，病気がうつる可能性は常にあります。普段から感染防止対策に十分配慮し，同時に一般の方への感染防止対策の啓発も行っていくことが重要と思います。

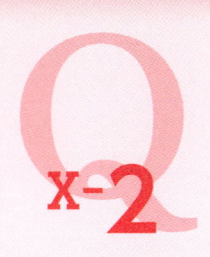

Q X-2 患者に対する入院時の感染症検査は必要でしょうか。

　患者に対する入院時の感染症検査は,「必要である」と考える施設と「必要でない」と考える施設があるかと思います。実際のところ血液媒介病原体〔B型肝炎ウイルス (hepatitis B virus：HBV), C型肝炎ウイルス (hepatitis C virus：HCV), ヒト免疫不全ウイルス (human immunodeficiency virus：HIV) など〕には標準予防策を実施することで防ぐことが可能ですし, 入院時に検査をしていてもその後の治療 (注射や輸血など) により患者の状態は変わる可能性があります。よって医療従事者に針刺し・切創, 皮膚・粘膜曝露のイベントが発生した場合は, その時点での患者の病原体を検査することが最も重要なことと考えます。針刺し・切創, 皮膚・粘膜曝露対策の検査項目に関しては, 曝露源の患者はHBs抗原, HCV抗体, HIV抗体を測定します。被曝露者はHBs抗原, HBs抗体, HCV抗体, HIV抗体を測定します。これらの項目については, 検査室が24時間いつでも検査可能な体制を取っておくことが望ましいと考えます。また, 検査室での検査ができなければ緊急に検査を実施してくれる施設を確保しておくことも一策と考えます。さらに, 医療従事者の注射手技や無菌テクニックなどの基本的な感染制御の原則を遵守していないことが原因での曝露を防ぐため, 感染対策講習会や実技指導を院内で積極的に実施することも大切なことと思われます。

参考文献
1) 国公立大学附属病院感染対策協議会 編：針刺し・切創, 皮膚・粘膜曝露対策. 病院感染対策ガイドライン, 改訂第2版. じほう, 東京, pp200-212, 2015.
2) 小林寛伊 監訳：病院における隔離予防策のためのCDC最新ガイドライン, INFECTION CONTROL 1996年別冊. 向野賢治 訳, メディカ出版, 大阪, 1996.
3) 国立国際医療センター 編：院内感染対策のガイドライン―エビデンスに基づいた感染制御. 2002.
4) 矢野邦夫, 向野賢治 訳・編：医療現場における隔離予防策のためのCDCガイドライン―感染性微生物の伝播予防のために, 改訂2版. メディカ出版, 大阪, 2007.

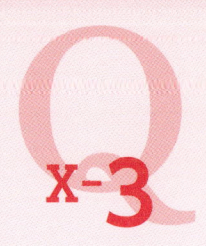

Q X-3 歯科治療中に患者に噛まれ受傷した場合，針刺し・切創としての対応でよいのでしょうか。また，噛み跡がすぐ消え，目に見える傷がない場合も同じ対応が必要でしょうか。

A

　創部の深さにより針刺し・切創としての対応が必要です。「噛み跡がすぐ消え，目に見える傷がない場合」は，洗浄を行うだけでいいのではないかと思われます。創が深い場合，洗浄し，必要ならばデブリードメントを行います。"歯科医療従事者は歯科治療中に患者の血液や血液を含む唾液に接触することが多いことから，患者から歯科医療従事者への伝播が最も多い"という報告もあります。咬傷による感染症は，蜂窩織炎と同様に感染局所の炎症所見を認めますが，創が深い場合は膿瘍形成や骨髄炎をきたす場合もあり注意が必要です。咬傷による感染症で推定される原因微生物は口腔内常在菌や皮膚常在菌が多く，感染徴候を認めない早期の場合はクラブラン酸・アモキシシリンの短期内服が，感染症発症後はスルバクタム・アンピシリンの点滴静注が推奨されています。

参考文献

1) 小林寛伊 監訳：歯科医療現場における感染制御のためのCDCガイドライン．田口正弘，西原達次，吉田俊介 訳，メディカ出版，大阪，pp18-19, 36-37, 2004.
2) JAID/JSC感染症治療ガイド・ガイドライン作成委員会 編：X 皮膚軟部組織感染症，P 咬傷；JAID/JSC感染症治療ガイド2014，日本感染症学会・日本化学療法学会，2014.

Q X-4

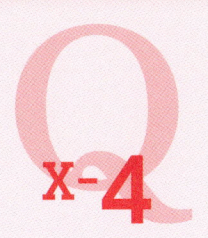

当院は，大量調理施設衛生管理マニュアルに基づき調理作業を行う集団給食施設になっています。マニュアルの中で，「ノロウイルスを原因とする感染性疾患による症状と診断された調理従事者等は，リアルタイムPCR法等の高感度の検便検査においてノロウイルスを保有していないことが確認されるまでの間，調理に直接従事することを控えさせる等の手段を講じることが望ましい」とあります。リアルタイムPCR法の結果が出るまでには時間と費用がかかるのですがどこまで行わないといけないのでしょうか。不顕性感染者の場合はどのように取り扱うのでしょうか。症状や迅速検査でのウイルス陰性結果では不十分でしょうか。

A

　調理従業者の復職および調理業務再開については，まだ明確な基準は示されていません。ご質問にもありますように，リアルタイム PCR (polymerase chain reaction) などの高感度検査は，時間と費用がかかる上，症状消失後も長い場合は1カ月以上もウイルスが検出される場合がありますので，長期の就業制限は現実的でない可能性があります。重要なことは，調理従業者への十分な教育であり，症状が出現した際は責任者に速やかに報告すること，有症時には調理業務から離れることが基本的な対策となります。

　症状が軽快した患者からの感染性には不明な点が多いのですが，トイレ後の確実な手洗いや衛生的な調理が守られていれば，食品にウイルスが混入する可能性は極めて低いとされています。感染していても症状を示さない不顕性感染もありますので，日常的な手洗いを徹底するとともに，関連部署あるいは職員家族に体調不良者がいる場合やノロウイルス感染の流行期には，食品に直接触れる際には普段にも増して，使い捨て手袋を着用するなど手指衛生や職場の衛生への注意を喚起していくことが大切です。症状が消失してからさらに数日間は自宅安静としたり，復職しても一定期間は食品を直接取り扱う業務はしない，というのも感染拡大防止のための一案と言えるでしょう。調理従事者の症状軽快後の復職時期や調理業務再開の具体的な時期については，地域の保健所や食品衛生課などと相談して，それぞれの期間を設定することも推奨されています。

参考文献
1) 日本感染症学会 監：院内感染対策相談窓口質疑応答集. p54, 2008.
2) 厚生労働省：ノロウイルスに関するQ&A（最終改定平成26年11月19日）.
   http://www.mhlw.go.jp/topics/syokuchu/kanren/yobou/040204-1.html

Q x-5

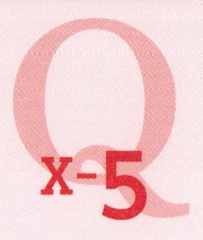

ノロウイルス感染発生時に，簡易キットによる迅速判定を導入しました。ゾーニングなどの対応においてとても有効であると考えますが，保険に関する最新の動向など情報を教えてください。

A

　ノロウイルス検査キットには，ELISA 法，RT-PCR 法，NASBA 法，RT-LAMP 法，TRC 法などがあり，それぞれに特徴を有しています。特別な装置を必要とせず，ベッドサイドでも可能な簡便な検査キットとしてイムノクロマト法によるものがあり，体外診断用医薬品として販売されています。保険適用を望む声が多く，2012（平成 24）年度から保険適用となりました。留意事項として，「以下のいずれかに該当する患者について，当該ウイルス感染症が疑われる場合に算定する。」となっており，①3歳未満の患者，②65歳以上の患者，③悪性腫瘍の診断が確定している患者，④臓器移植後の患者，⑤抗悪性腫瘍剤，免疫抑制剤，または免疫抑制効果のある薬剤を投与中の患者，が挙げられています。実施料は 150 点，判断料が 144 点です。迅速検査は診断手段として重宝されがちですが，陰性と判定されても感染症を否定できるものではありません。そのため，隔離予防策や個人防護具の使用などの感染対策は，症状によって対応すべきと考えます。

　　＊ELISA：enzyme-linked immunosorbent assay
　　　RT-PCR：Real-time PCR
　　　NASBA：nucleic acid sequence-based amplification
　　　RT-LAMP：reverse transcription loop-mediated isothermal amplification
　　　TRC：transcription-reverse transcription concerted

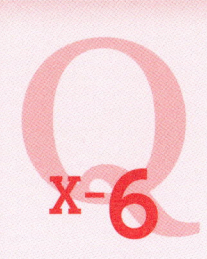

Q X-6 N95マスク，サージカルマスクはそれぞれ使用開始からどれくらいの期間使用可能なのでしょうか．

N95マスクは傷ついたり，破れたり，呼吸が困難になったり，血液・体液により汚染されるまで使用できます．マスクに捕集された菌は，激しい咳やくしゃみによる再エアロゾル化率は0.1%未満という報告があります．それぞれの施設の責任により定められた感染管理手順により，保管，再使用することが可能です．「その日の勤務終了時に破棄する」，「短時間の1〜3回/日使用で2日使用する」など使用基準を定めて再使用している施設があります．一時的に保管し再使用する場合は，個別に衛生的に保管できるよう場所を定め，マスクを十分に乾燥するよう配慮してください．

サージカルマスクは，その特徴として耐水性が挙げられていますので，N95マスクと同様に傷ついたり，破れたり，血液・体液により汚染されるまで使用できると考えます．しかしサージカルマスクの使用目的が，血液・体液の飛散から着用者を守ることにありますので，使用されたマスク表面は汚染されていると考え，その処置が終了したらその場で廃棄することが大切です．着用者の唾液などの飛沫を飛散させない目的使用の場合も同様に考え，一度外したマスクは再使用しないことが原則です．

参考文献
1) 3M：マスクの基本．http://www.mmm.co.jp/hc/medical/pro/mask/basic/index.html
2) 柴田清：結核防止のためのマスク（レスピレーター）の使用経験．INFECTION CONTROL 1997；6(4)：50-52．
3) Willeke K, Qian Y：Tuberculosis control through respirator wear: performance of National Institute for Occupational Safety and Health-regulated respirators. Am J Infect Control 1998；26(2)：139-142.

Q X-7

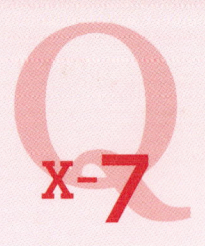

国立大学の病院も大学法人に移行しましたが，労災認定という仕組みがよくわかりません。どのような基準で判断され，病院では実際どのように運用すべきものなのでしょうか。

A

　これまでの労働災害（公務災害）は，国家公務員として国家公務員災害補償法により各種給付が行われていました。大学法人に移行後の労働災害は，労働者の資格にかかわらず，すべての労働者（アルバイト，パートを含む）に適用される労働者災害補償保険（労災保険）となり，財源は雇用者・雇い主のみが負担する労働保険料により運営されています。医療に伴う針刺し・切創，皮膚・粘膜曝露発生に対応するための検査や治療は労災保険で賄うことができます。

　申請は，労働基準監督署に行います。労災認定については明確な取り決めはないようですが，曝露源（患者）が不明，または，HBV，HCV，HIV陽性の場合は認定されているようです。万が一，時間が経過してから肝機能障害が出現した場合などでは労災指定には問題が生じるかもしれませんし，時間が経過してからの報告・申請では認定が困難な場合もあるようです。また，報告事例から自施設の職業感染防止策改善に結びつけることができますので，労災認定の有無にかかわらず，報告体制の整備が必要であると思われます。

参考文献

1) 労災保険情報センター：労災認定事例 業務上外(17).
   http://www.rousai-ric.or.jp/case/tabid/253/Default.aspx
2) 労務安全情報センター：C型肝炎，エイズ及びMRSA感染症に係る労災保険における取扱いについて（平成5年10月29日付け基発第619号，労働省労働基準局長から都道府県労働基準局長宛通達）．1993.
   http://labor.tank.jp/hoken/nintei/kansensyou-ckanen-etc.html
3) 労災保険におけるHIV感染症の取扱いについて（平成22年9月9日付け基発0909第1号，厚生労働省労働基準局長通知）．2010.

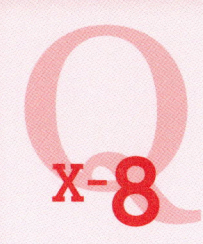

Q X-8 術前や内視鏡検査における梅毒検査の意義はどのように考えたらよいでしょうか。

梅毒は，スピロヘータ属の1つである *Treponema pallidum* による感染症です。ほとんどは性行為により感染し，ヒト〜ヒトに感染を起こします。梅毒検査は，その疾患が疑われる時に手術と関係なく実施されるべき検査であり，通常は梅毒治療後に手術が実施される事例がほとんどです。したがって，ごくまれな事例の検出のために術前スクリーニングとして梅毒検査を行うことは，医療コストを増大させるのみと考えられています。例えば，針刺しによる検査でも，HBs抗原・HCV抗体，HIV抗体であり，梅毒検査は入っていません。このことは，針刺しによる梅毒感染はほぼ起こりえないと考えられているためです。

参考文献
1) Franco A, Aprea L, Dell'Isola C, et al.：Clinical case of seroconversion for syphilis following a needlestick injury; why not take a prophylaxis? Infez Med 2007；15(3)：187-190.
2) 仲松正司，新里敬：梅毒の臨床像と血清診断の解釈. 沖縄医師会報 2009；45(9)：997-1000.

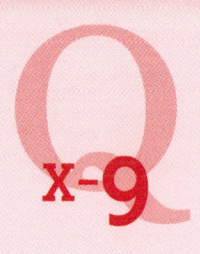

Q x-9 職業感染対策としてのHIV検査の対象(術前や内視鏡検査前など),費用請求はどうしたらよいでしょうか。

現在の保険診療報酬上は,患者診療に必要なHIV検査以外は認められていませんので,術前,内視鏡検査前のHIV検査費用は,その施設の負担となります。過去に患者に請求していた施設があり問題にもなりました。血液・体液曝露については,標準予防策を遵守すれば防ぐことができますので,その施設における標準予防策の遵守の状況を考慮し,検査の必要性についての見直しをされてみてもいいと思います。血液・体液曝露が発生した場合に,しかるべき検査を実施して対応することでよいと考えます。また,その場合には,24時間検査が実施できる体制も必要となります。

Q X-10

ノルウェー疥癬の患者に接触してしまった場合，どの程度の接触で予防内服が必要となるのでしょうか。具体的な行為や時間を教えてください。また，明らかに落屑を認めるノルウェー疥癬の患者が，診察台やCT台に乗った直後に，シーツなどを替えずに別の患者が乗ってしまった場合，予防内服は必要でしょうか。

A

　ノルウェー疥癬が把握できていなかったことを想定して，お答えします。疥癬の重症型であるノルウェー疥癬は，ヒゼンダニの数が極めて多く，感染力も非常に強いと言われています。短期間の接触でも簡単に感染しますが，ケアや処置を行った際に，何の防護用具もなく患者の身体に直接接触した場合の，感染成立に必要な接触時間についての厳密な調査報告はありません。しかし，抱きかかえるなどの行為は，容易に医療者にうつる可能性はあると考えます。処置後などに手指衛生を適切に行っていれば感染する機会は減じますので，日頃の感染予防行動が大きく影響すると考えます。

　一方，ノルウェー疥癬患者と直接の接触がなくても，落屑には多量のヒゼンダニが付着しており，患者が使用した寝具やリネン類，診察台など環境を介した感染の可能性も否定できません。いずれにしても，質問にある一時的な接触の場合は，潜伏期間である1カ月程度は症状に対する観察の強化を行うことで十分だと考えられます。疥癬診療ガイドラインによれば，内服薬（イベルメクチン）は確定診断患者にのみ推奨されており，予防内服は勧められません。集団発生時には予防治療が考慮されることはありますが，その場合も内服ではなく外用剤が推奨されています。

参考文献
1) 石井則久，朝比奈昭彦，天谷雅行，他；日本皮膚科学会疥癬診療ガイドライン策定委員会：疥癬診療ガイドライン，第2版. 日本皮膚科学会誌 2007；117(1)：1-13.

Q X-11

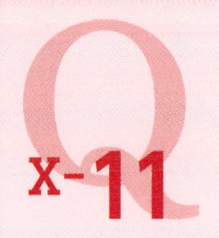

老人保健施設の感染防止担当者から，針刺しで入所者のHIV検査をしたところ，労働基準局からHIV検査の分は労災費用の適用にならないと言われたとのことでした。確かに可能性が低いのはわかるのですが，労働基準局では明確な基準があるのでしょうか。

A

1993（平成5）年10月29日付け基発第619号「C型肝炎，エイズ及びMRSA感染症に係る労災保険における取扱いについて」および2010（平成22）年9月9日付け基発0909第1号「労災保険におけるHIV感染症の取扱いについて」で療養の範囲として認められているのは，受傷者の処置，検査，治療になります。HIVに限らず，針刺し後の感染源となる患者や入所者の感染症検査は，その施設で負担することとなります。

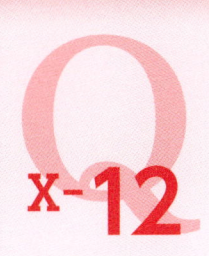

Q X-12 サージカルマスク着用と手指衛生により家族内のインフルエンザ感染予防をどの程度防げるのでしょうか。

いくつかのランダム研究が報告されています。サージカルマスク着用と手指衛生の効果がなかったという報告から，発症1日半以内に介入を開始すればサージカルマスク着用と手指衛生の効果を認めたとする報告までさまざまです。効果がなかったとする報告では，マスク着用率が低い，手指衛生の不徹底，マスク着用や手指衛生を開始した時点ですでに感染が成立してしまった可能性などを挙げています。

参考文献
1) Suess T, Remschmidt C, Schink SB, et al.：The role of facemasks and hand hygiene in the prevention of influenza transmission in households: results from a cluster randomised trial; Berlin, Germany, 2009-2011. BMC Infect Dis 2012；12：26.
2) Cowling BJ, Chan KH, Fang VJ, et al.：Facemasks and hand hygiene to prevent influenza transmission in households；a cluster randomized trial. Ann Intern Med 2009；151(7)：437-446.
3) Simmerman JM, Suntarattiwong P, Levy J, et al.：Findings from a household randomized controlled trial of hand washing and face masks to reduce influenza transmission in Bangkok, Thailand. Influenza Other Respir Viruses 2011；5(4)：256-267.

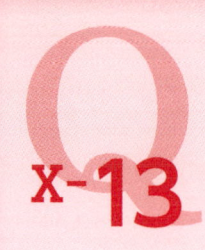

Q X-13 HBV，HCV陽性の医療従事者に対する就業制限はどのように考えたらよいでしょうか。

A　その方が働く医療現場の性格によってさまざまな考えがあると思いますが，特に制限しないという考え方が日本では一般的です。ここでは，2つの資料を紹介します。まず，ウイルス肝炎感染対策ガイドライン―医療機関内―，改訂Ⅲ版（監修：厚生省保健医療局エイズ結核感染症課，財団法人ウイルス肝炎研究財団，1995）から以下に引用します。

「キャリアである職員に対しては，次の通り管理指導を行う (1) 感染予防指導：キャリアである職員は出血時の注意，日用品の専用，輸血のための供血の禁止，乳幼児に接する時の注意，月経時の処置，排尿，排便時の処置などの感染予防のための注意事項を守る限り，医療従事者として勤務して差し支えない。委員会は当該職員に対して上記の事項について個別的に指導を行う。(2) 健康管理：無症候性キャリアである職員は，状態に応じて，3～12カ月ごとに定期的に受診するよう指導する。(3) 労働条件：無症候性キャリアである職員は，一般健康人と同様に通常の労働に従事して差し支えなく，労働軽減など特別の措置は必要ない。なお，肝機能障害を認める場合は，担当医師の指示に従う。」

このように，1つ目の資料では特に制限はしないとなっています。ただし，医療従事者の肝炎ウイルスキャリアから複数の患者に感染をひき起こした事例もいくつか報告されています[2, 3]。

2つ目の資料は2010（平成22）年に出されたSHEA (Society for Healthcare Epidemio-logy of America) Guideline[4]です。同ガイドラインでは医療業務をカテゴリー別に分類し，医療従事者の血中ウイルス量によって参加できる医療行為の目安を示しています。医療従事者の肝炎ウイルスキャリアについては，主治医とよく相談し，まず本人への治療が円滑に行えるよう職場内での理解と配慮が必要と思われます。

参考文献
1) 厚生省保健医療局エイズ結核感染症課，ウイルス肝炎研究財団 監：ウイルス肝炎感染対策ガイドライン―医療機関内，改訂Ⅲ版．1995.
2) SHEA Position Paper. Infection Control and Hospital Epidemiology Infection 1997；18：349-363.
3) Herpaz R, Von Seidlein L, Averhoff FM, et al.：Transmission of hepatitis B virus to multiple patients from a surgeon without evidence of inadequate infection control. N Engl J Med 1996；334 (9)：549-554.
4) Henders DK, Dembry L, Fishman NO, et al.；Society for Healthcare Epidemiology of America：SHEA guideline for management of healthcare workers who are infected with hepatitis B virus, hepatitis C virus, and/or human immunodeficiency virus. Infect Control Hosp Epidemiol 2010；31 (3)：203-232.

索 引

あ

アウトブレイク　59, 110
アシクロビル　46
アルコール綿　103
安全器材　14
安全キャビネット　92
安全装置　4, 97
医師　16, 24, 52, 59, 65, 85, 94, 95, 132
移植　74, 76, 124
イソニアジド　80, 81
一般ゴミ　95, 103, 105
イムノクロマト法　124
医療従事者　6, 7, 11, 16, 19, 22, 40, 41, 51, 52, 55, 57, 63, 64, 68〜70, 73, 76, 85, 87, 88, 90, 106, 117, 120〜122, 132
医療廃棄物　4, 94, 96
陰圧換気設備　46
陰圧個室　90
陰性化　17, 19, 20, 72, 74
インターフェロン-γ遊離試験　68〜82, 87, 88
インターフェロン療法　28, 29
ウインドウピリオド　10, 43, 78
うがい　13, 62
エアコンディショニング　92
エアロゾル　64, 85, 92, 125
エイズ拠点病院　13, 14, 34, 39
鋭利器材　4, 14, 22
エタノール　91
エピネット　13
オセルタミビル　59, 61
汚染源　22
汚物室　104

か

開放性膿瘍　92
疥癬　129
外部委託（職員）　5, 16, 52, 115〜117
カウンセリング　37, 42, 44
核酸増幅検査　10, 43
喀痰　85, 91, 92
隔離　90, 111
隔離個室　91
片手すくい法　99
学校安全保健法　57

環境汚染　104, 117
看護師　16, 52, 85
看護助手　116
患者搬送業務員　116
感染経路　46, 47, 56, 77, 115
感染源　7, 23, 77, 83, 90, 109, 130
感染症法　77, 78, 85, 86, 94
感染性廃棄物　36, 91, 94〜96, 98, 100, 102, 105
感染対策チーム　112
感染対策費　61
感染率　2, 16, 24, 26, 31, 36, 40, 77, 82, 85, 88
感染力　22, 57, 129
偽陰性　74
気管支鏡検査　90
季節性インフルエンザ　55, 56, 60, 63, 64, 110
キット間格差　48
気密性マスク　90
逆転写酵素阻害剤　8
キャリア　7, 8, 132
給食　16, 123
休職　57, 89
凝固因子製剤　96
許可制　59
拒否　35, 37
空気感染　47, 64, 85, 90, 92, 112
空気洗浄機　90
空洞性病変　85
クォンティフェロン　68, 71, 83, 84
クロイツフェルト・ヤコブ病　13
経済的負担　39
ケイ肺症　74
契約　16, 116
血液疾患　59
血液・体液曝露　12, 31, 32, 36, 106, 128
結核　68〜92, 112, 115, 120
結核病床　84, 90, 94
言語療法士　16
検査履歴　12
研修　115
健診　19, 38, 50, 68, 69, 78, 80〜82, 84〜86, 88, 90
抗インフルエンザ薬　57, 59, 61
抗ウイルス薬　8, 9, 28, 29, 46
抗HBsヒト免疫グロブリン　14, 18, 20〜22, 46, 111

効果持続期間　17
抗癌剤　98
航空機旅行　85
ゴーグル　4, 24, 64, 104
硬結径　70, 71
交差感染　104
講習会　121
抗体価　8, 18, 19, 27, 46, 47, 49〜51, 59, 108, 109, 111, 113, 115, 116
行動制限　90
公費負担　73
ゴミ　95, 103, 105
公務災害　126
高力価γグロブリン製剤　9
高リスク者　59
高齢者　18, 55, 59
呼吸器疾患　59
個人防護具　34, 97, 105, 124
五類感染症　94

さ

災害傷害保険　5, 109
細菌検査室　101
採血　4, 10, 11, 28, 29, 31, 103
採血針　4
最終接触　78, 82, 84
最優先接触者　78, 85
作業療法士　16
ザナミビル　59
三類感染症　94
サージカルマスク　46, 56, 57, 90, 110, 125, 131
次亜塩素酸ナトリウム　91
歯科医師　16, 94, 95
歯科衛生士　16
C型肝炎ウイルス　2, 6, 10, 12, 13, 24, 26〜32, 121, 126, 132
視能訓練士　16
自己注射用器具　96
自宅待機　61, 108, 110
実習生　5, 52, 109〜111, 113, 115
湿性生体物質　96, 104
指定感染症　94
事務職員　16, 52
獣医師　94, 95
就業制限　57, 61, 123, 132
就職　69, 73

133

手術　4, 6, 23, 24, 32, 36, 37, 39, 41, 92, 94, 101, 127
手術室　36, 94, 101
承諾書　38
小児病棟　46
初期対応　26
職業感染　6, 7, 16, 40, 43, 77, 106, 117, 126, 128
職場復帰　57, 89
新型インフルエンザ　56, 63, 65, 94, 120
新感染症　94
真菌　92
心疾患　59
腎疾患　59
迅速キット　65, 101
水痘　46〜50, 52, 108, 109, 111, 112, 114〜116
スクリーニング　7, 11, 35, 127
スタンダード・プリコーション　96
スピロヘータ　127
性交感染　7
性交渉　23
成人T細胞白血病　7, 8
清掃　101, 116, 117
接種率　55, 61, 72
接触感染　64, 112
接触者　59, 60, 77, 83〜86, 111
接触者健診　69, 70, 73, 75, 77, 78, 80〜82, 84〜86, 88, 90
切創　3, 7, 10, 12, 13, 14, 20, 22〜24, 34, 36, 37, 39, 40, 97, 106, 115, 121, 122, 126
説明書　38
潜在性結核（感染症）　73, 78, 81, 82, 87, 88
洗濯　16
選択的ツベルクリン反応　87
先天性風疹症候群　50
潜伏期間　32, 46, 59, 112, 129
早期治療　27
速乾性手指消毒薬　56
ゾーニング　124

た

大量調理施設　123
蓄尿　104
注射器　4, 98, 99
調理作業　123
調理従事者　123
追加接種　17〜19, 21, 47, 72
ツベルクリン反応　68〜73, 77, 79〜81, 87
定期外健診　85
低優先接触者　78
手袋　4, 97, 100, 103, 104, 117, 123
デブリードメント　122
伝播期間　46
同意（書）　3, 6, 30, 34, 37, 39, 43, 46, 59, 60
同室者　59, 90
糖尿病　59, 74
特定感染症予防指針　109
独立換気　90
届出制　59
塗沫　90
ドレーン　104

な

内視鏡検査　85, 127, 128
生ワクチン　114
二次発病者　78, 83
二段階ツベルクリン反応検査　70
日本環境感染学会　47〜49, 111
日本結核病学会　69, 70, 72, 75
妊娠　41, 50, 80, 89
妊婦　2, 7, 41, 50, 63, 80
粘膜曝露　3, 7, 10, 12, 13, 24, 31, 34, 36, 37, 39〜41, 109, 121, 126
濃厚接触者　60, 81, 84〜86
ノルウェー疥癬　129
ノロウイルス　112, 123, 124

は

廃液　100
排液バッグ　100
バイオハザード　100
肺外結核　92
廃棄物処理法　94, 95, 101, 105
廃棄容器　4, 30, 98, 105
梅毒　6, 11, 127
梅毒血清反応　11
ハイリスク接触者　78, 86
曝露源　2, 10, 12, 20, 22, 23, 30, 34, 42, 43, 110, 121, 126
白血病　7, 8, 74
ハンズフリーテクニック　4
B型肝炎ウイルス　2, 6, 9, 10, 12, 16〜24, 121, 126, 132
B型肝炎ワクチン　16〜22
ヒゼンダニ　129
ヒト免疫不全ウイルス　2
被曝露者　10, 21, 24, 30, 36, 37, 42, 43, 121
皮膚・粘膜曝露　3, 10, 12
飛沫（感染）　46, 56, 64, 81, 111, 112, 115, 125
飛沫核　81
標準予防策　6, 24, 34, 36, 46, 56, 95〜97, 100, 104, 112, 115, 121, 128
費用対効果　35
病理廃棄物　94
フィルター　90
風疹　46〜52, 108, 109, 111, 112, 114〜116
ブースター　20, 47, 69, 70, 73
フェイスシールド　64
フォローアップ　8, 10, 11, 14
不活化ワクチン　55
復職　89, 123
副腎皮質ホルモン　18
不顕性感染　47, 123
プラスチック針　97
プレドニゾロン　114
分別　94, 95
ベースライン（検査）　3, 10, 68〜70, 73, 75, 76, 78, 79, 84, 88
ペグインターフェロン　29
ペン型インスリン　12
防護具　4, 34, 47, 97, 105, 124
放射線技師　16, 52
保健管理センター　112
保健所　73, 81, 82, 86, 87, 123
母児感染　7
補充療法　96
ボランティア　16
ホルマリン　92

ま

麻疹　46〜52, 108, 109, 111〜116
マスク　4, 46, 47, 56, 57, 60〜62, 64, 90, 91, 97, 100, 104, 110, 125, 131
麻薬使用　23
窓口対応職員　56
慢性肝炎　27
慢性腎不全　74
ミキシング　98
眼　4, 13, 24, 41
メカニカルハザード　102

免疫不全　19, 59, 64
免疫抑制剤　18, 74, 114, 124
免疫抑制状態　18

や

薬剤師　16, 52
優先接触者　78, 85
輸血　7, 10, 12, 23, 121, 132
輸血歴　10, 12, 23
陽性化　19, 79, 81
翼状針　4, 97
予防投薬　14, 28, 34, 59, 60, 61
予防内服　8, 37, 40〜44, 46, 60, 80, 81, 83, 87, 129

ら

ラニナミビル　59
ランセット　4
理学療法士　16
リキャップ　4, 97〜99
リバビリン　28, 29
流行性角結膜炎　112
流行性耳下腺炎　46〜52, 108, 109, 111, 112, 114〜116
留置針　4
療養施設　59
臨床検査技師　16, 52
臨床工学技士　16
リンパ腫　74
労災認定　12, 126
労災保険　5, 126, 130
老人保健施設　130
労働安全衛生法　89

労働基準監督署　126
労働基準局　130
労働災害　126
労働者災害補償保険　126
労務災害　24

わ

ワクチンガイドライン　47〜49, 113

欧文

AIDS　74
ALT　27
AST　27
ATL　7, 8
BCG　68, 71〜73, 77, 81
CDC (Centers for Disease Control and Prevention)　31, 32, 35, 63, 86, 96, 105
EIA (enzyme immunoassay) 法　47, 48
FTA-ABS 法　11
genotype　29
HA　54
HBIG　2, 14, 18, 20〜22
HBV　2, 4, 6, 9, 10, 12, 14, 16, 18, 22〜24, 30, 103, 126, 132
HCV　2, 6, 10, 12, 13, 24, 26〜32, 121, 126, 127, 132
HEPA フィルター　90
HI 法　47
HIV　2, 6, 8〜10, 12, 14, 22, 30, 34〜44, 96, 121, 126〜128, 130

HIV 抗体　34, 35, 39
HTLV-1　7〜9
IAHA 法　47
IFN-γ　73
IgG　47, 48
IgM　11
IGRA　68〜73, 75〜82, 87, 88
LAMP　124
LTBI　73, 77, 82, 87
M.avium　73
M.intracellulare　73
M.kansasii　73
N95 マスク　47, 64, 90, 91, 125
NA　54
NASBA　124
NAT　10
opt-out screening　35
PA 法　47
PPE　34, 105
primary vaccine failure　47, 49
reproduction number　50
Ro　50
secondary vaccine failure　47, 49
SHEA Guideline　132
Stapylcoccus aureus　122
Sustained virological response　29
SVR　29
TPHA 法　11
TRC 法　124
RT-PCR 法　124
T-SPOT　68, 83

職業感染防止対策 Q&A

定価　本体 2,200 円（税別）

平成 27 年 9 月 30 日　発　行

編　集	国公立大学附属病院感染対策協議会 職業感染対策作業部会
発行人	武田　正一郎
発行所	株式会社　じほう

　　　　　101-8421　東京都千代田区猿楽町 1-5-15（猿楽町 SS ビル）
　　　　　電話　編集　03-3233-6361　販売　03-3233-6333
　　　　　振替　00190-0-900481
　　　　　＜大阪支局＞
　　　　　541-0044　大阪市中央区伏見町 2-1-1（三井住友銀行高麗橋ビル）
　　　　　電話　06-6231-7061

©2015　　　　　　　　　　　　　　　　　　　　　組版・印刷　永和印刷（株）
Printed in Japan

本書の複写にかかる複製，上映，譲渡，公衆送信（送信可能化を含む）の各権利は株式会社じほうが管理の委託を受けています。

JCOPY ＜（社）出版者著作権管理機構　委託出版物＞
本書の無断複製は著作権法上での例外を除き禁じられています。
複製される場合は，そのつど事前に，(社)出版者著作権管理機構（電話 03-3513-6969，FAX 03-3513-6979，e-mail：info@jcopy.or.jp）の許諾を得てください。

万一落丁，乱丁の場合は，お取替えいたします。
ISBN 978-4-8407-4759-2